# 新型冠状病毒肺炎防治基本知识

合肥工业大学党委宣传部
合 肥 工 业 大 学 出 版 社　编
合 肥 工 业 大 学 校 医 院

合肥工業大學出版社

**图书在版编目(CIP)数据**

新型冠状病毒肺炎防治基本知识/合肥工业大学党委宣传部,合肥工业大学出版社,合肥工业大学校医院编.—合肥:合肥工业大学出版社,2020.3(2022.3重印)

ISBN 978-7-5650-4867-8

Ⅰ.①新… Ⅱ.①合…②合…③合… Ⅲ.①日冕形病毒—病毒病—肺炎—防治—基本知识 Ⅳ.①R563.1

中国版本图书馆CIP数据核字(2020)第040322号

**新型冠状病毒肺炎防治基本知识**

合肥工业大学党委宣传部<br>合肥工业大学出版社 编<br>合肥工业大学校医院

主审 唐继海<br>主编 张和平 费广鹤

**责任编辑** 张惠萍 许璘琳 孙南洋

| | | | |
|---|---|---|---|
| **出版** | 合肥工业大学出版社 | **版次** | 2020年3月第1版 |
| **地址** | 合肥市屯溪路193号 | **印次** | 2022年3月第4次印刷 |
| **邮编** | 230009 | **开本** | 880毫米×1230毫米 1/32 |
| **电话** | 党政办公室:0551-62903038 | **印张** | 4.125 |
| | 营销与储运管理中心:0551-62903198 | **字数** | 60千字 |
| **网址** | www.hfutpress.com.cn | **印刷** | 安徽联众印刷有限公司 |
| **E-mail** | hfutpress@163.com | **发行** | 全国新华书店 |

ISBN 978-7-5650-4867-8　　定价:28.00元

如果有影响阅读的印装质量问题,请与出版社营销与储运管理中心联系调换。

# 内容提要

本书内容包括认识新型冠状病毒肺炎、预防新型冠状病毒肺炎、治疗新型冠状病毒肺炎以及外国专家和留学生应知的预防新型冠状病毒肺炎知识四个部分。该书意在提高高等学校师生员工对新型冠状病毒肺炎的认识，帮助大家了解新型冠状病毒肺炎预防和治疗的措施，特别是在居家、校园、办公室、乘坐公共交通等不同情况和环境下如何做好防护，以及师生员工心理支持、工作推进办法等相关知识，从而进行科学预防，降低新型冠状病毒肺炎传播风险，有序地做好学校的新型冠状病毒肺炎防控工作。

# 前　　言

为贯彻落实习近平总书记关于坚决打赢疫情防控阻击战的重要指示精神和党中央、国务院决策部署，根据《教育部应对疫情工作领导小组工作方案（试行）》要求，我们组织相关人员编写了《新型冠状病毒肺炎防治基本知识》一书，以帮助广大师生员工了解和正确认识新型冠状病毒肺炎的预防和治疗，助力打赢疫情防控阻击战。

> **知识链接**
>
> 习近平考察武汉
> 中国抗疫之战迎来胜利曙光

该书主要内容包括认识新型冠状病毒肺炎、预防新型冠状病毒肺炎、治疗新型冠状病毒肺炎以及外国专家及留学生应知的预防新型冠状病毒肺炎知识四个部分。本书意在提高高等学校师生员工对新型冠状病毒肺炎疫情的认识，帮助大家了解新型冠状病毒肺炎预防和治疗的措施，有序地做好学校的新型冠状病毒

**知识链接**

高等学校
新型冠状病毒肺炎防控指南

肺炎防控工作。

在编写过程中，我们参考了国家卫生健康委办公厅发布的《新型冠状病毒肺炎防控方案（第八版）》《新型冠状病毒肺炎诊疗方案（试行第九版）》《区域新型冠状病毒核酸检测组织实施指南（第三版）》、中国疾病预防控制中心“新型冠状病毒肺炎”专栏发布的有关新型冠状病毒肺炎防控知识和教育部网站《教育系统全力做好新冠肺炎疫情防控工作专题》以及相关医学院校编写的防治新型冠状病毒肺炎的材料；安徽医科大学出版中心主任、全国新闻出版行业领军人才、《中国药理学通报》常务副主编黄河胜研究员在该书编撰过程中给予了高水平的指导，在此一并表示感谢！

受时间和编者水平所限，该书还会存在一些问题，希望得到读者的指正。谢谢。

《新型冠状病毒肺炎防治基本知识》编写组

# 目 录

## 第 1 章 认识新型冠状病毒肺炎

## 第 2 章　预防新型冠状病毒肺炎

## 第 3 章　治疗新型冠状病毒肺炎



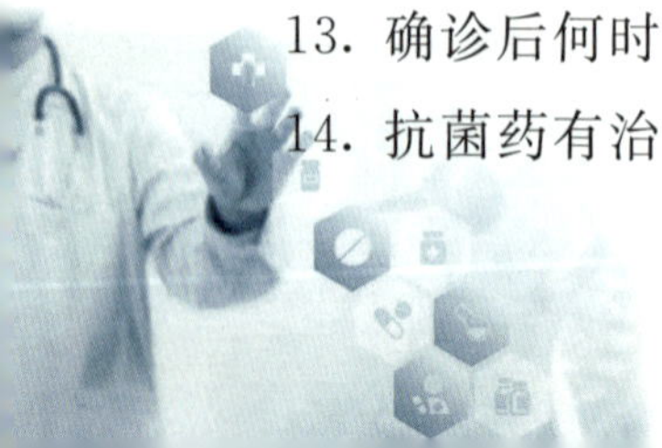

## 第 4 章　外国专家及留学生应知的预防新冠肺炎知识
## Chapter Four　Guide to Foreign Experts and Students on the Prevention of COVID – 19

**知识链接：**

# 第 1 章 认识新型冠状病毒肺炎

## 1. 什么是新型冠状病毒？

冠状病毒是自然界广泛存在的一大类病毒，因在电子显微镜下观察该病毒形态类似王冠而得名。到目前为止，人们已发现冠状病毒仅感染脊椎动物，可引起人和动物呼吸道、消化道和神经系统疾病。目前已知可感染人类的冠状病毒有 6 种，其中 4 种在人群中较为常见，致病性较低，一般仅引起类似普通感冒的呼吸道症状；另 2 种可引起严重急性呼吸综合征（SARS）和中东呼吸综合征（MERS）。这次，从病员身上分离出的新型冠状病毒是新发现的第 7 种可感染人类的冠状病毒。新型冠状病毒是以前从未在人体中发现的冠状病毒新毒株，属于 β 属的冠

知识链接

“新型冠状病毒”
了解篇

状病毒，有包膜，颗粒呈圆形或椭圆形，常为多形性，直径 60～140nm。其基因特征与 SARS－CoV 和 MERS－CoV 有明显区别。目前研究显示其与蝙蝠 SARS 样冠状病毒（bat－SL－CoVZC45）同源性达 85%以上。体外分离培养时，96 个小时左右即可在人呼吸道上皮细胞内发现新型冠状病毒，而在 VeroE6 和 Huh－7 细胞系中分离培养约需 6 天。2020 年 1 月 12 日，世界卫生组织将此次检出的病毒命名为“2019 -nCoV”（2020 年 2 月 11 日国际病毒分类学委员会将其命名为“SARS－Cov－2”）。新型冠状病毒对紫外线和热敏感，56℃30 分钟、75%乙醇、含氯消毒剂、过氧乙酸和氯仿等脂溶剂均可有效灭活病毒，氯己定不能有效灭活病毒。

新型冠状病毒基因组也会发生变异，目前世界卫生组织（WHO）提出的“关切的变异株”（variant of concern，VOC）有 5 个，分别为阿尔法（Alpha）、贝塔（Beta）、伽玛（Gamma）、德尔塔（Delta）和奥密克戎（Omicron）。

## 2. 什么是新型冠状病毒肺炎？

新型冠状病毒肺炎（Coronavirus disease－19 2019，COVID－19），简称“新冠肺炎”，是指 2019 新型冠状

病毒感染导致的肺炎。2019 年 12 月以来，湖北省武汉市部分医院陆续发现了多例不明原因肺炎病例，现已证实为 2019 新型冠状病毒感染引起的急性呼吸道传染病。2020 年 2 月 11 日，世界卫生组织在瑞士日内瓦宣布，将新型冠状病毒感染的肺炎命名为“COVID－19”。2020 年 2 月 21 日，国家卫生健康委发布了关于修订新型冠状病毒肺炎英文命名事宜的通知，决定将“新型冠状病毒肺炎”英文名称修订为“COVID－19”，与世界卫生组织命名保持一致，中文名称保持不变。

### 3. 感染新型冠状病毒肺炎有哪些症状？

以发热、乏力、干咳、气促为主要症状，少数患者伴有鼻塞、流涕、腹泻等症状。部分患者表现为低热、轻微乏力等，无肺炎表现，多在一周后恢复。重症患者多在一周后出现呼吸困难，严重的可快速进展为急性呼吸窘迫综合征等。基于目前的流行病学调查，潜伏期 1～14 天，多为 3～7 天。

一般症状：

发热、乏力、干咳，逐渐出现呼吸困难。部分患者起病症状轻微，无发热症状。

严重者症状：

急性呼吸窘迫综合征、脓毒症休克、难以纠正的代谢性酸中毒、出凝血功能障碍。

## 4. 如果出现早期临床表现，是否意味着已经被感染了？

出现发热、乏力、干咳症状，并不意味着已经被感染了。

但如果出现发热（腋下体温≥37.3℃）、咳嗽、气促等急性呼吸道感染症状，且有疫区旅行或居住史，或发病前 14 天内曾接触过来自疫区的发热伴呼吸道症状的患者，或出现小范围聚集性发病，应到当地指定医疗机构进行排查、诊治。

## 5. 新型冠状病毒是怎么传播的？

新型冠状病毒主要经呼吸道飞沫和密切接触传播，在相对封闭的环境中长时间暴露于高浓度气溶胶情况下存在经气溶胶传播的可能。接触被病毒污染的物品后也可造成感染。

## 6. 哪些人容易感染新型冠状病毒？

人群普遍易感。新型冠状病毒感染肺炎在免疫功能低下和免疫功能正常人群均可发生，与接触病毒的载量有一定关系。对于免疫功能低下的人群，例如老年人、孕产妇或存在肝肾功能异常和慢性病人群，感

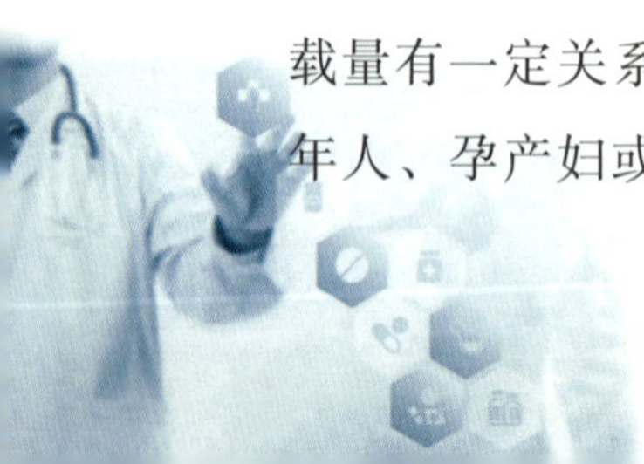

染后病情往往更重。

## 7. 什么是密切接触者?

密切接触者指从疑似病例和确诊病例症状出现前 2 天开始，或无症状感染者标本采样前 2 天开始，未采取有效防护与其有近距离接触（1 米内）的人员，具体接触情形如下：

（1）共同居住、学习、工作，或其他有密切接触的人员，如近距离工作或共用同一教室或在同一所房屋中生活。

（2）诊疗、护理、探视病例的医护人员、家属或其他与病例有类似近距离接触的人员，如到密闭环境中探视病人或停留，同病室的其他患者及其陪护人员。

（3）乘坐同一交通工具并有近距离接触人员，包括在交通工具上照料护理人员、同行人员（家人、同事、朋友等）或经调查评估后发现有可能近距离接触病例和无症状感染者的其他乘客和乘务人员。

（4）现场调查人员调查后经评估认为其他符合密切接触者判定标准的人员。

## 8. 密切接触者应当注意哪些事项?

密切接触者应采取集中隔离医学观察，不具备条件的地区可采取居家隔离医学观察，并加强对居家观察对象的管理。医学观察期限为自最后一次与病例、无症状感染者发生无有效防护的接触后 14 天。医学观察期间不得外出，如果必须外出，经医学观察管理人员批准后方可，并要佩戴一次性外科口罩；要配合医务人员开展每天早、晚各一次体温测量和健康状况询问。一旦出现任何症状，特别是发热、呼吸道症状如咳嗽、呼吸短促等，应立即向当地的卫生健康部门报告，并按规定送定点医疗机构诊治。

## 9. 为什么要对密切接触者医学观察 14 天？

传染病的隔离期都是根据该疾病的潜伏期来确定的。潜伏期是指从病原体侵入机体至出现临床症状前的一段时间。新型冠状病毒肺炎潜伏期为 1～14 天，多为 3～7 天，存在传染性。目前对密切接触者采取较为严格的医学观察等预防性公共卫生措施十分必要，对密切接触者隔离观察主要是为了隔离传染源，切断传播途径，这是一种对公众健康安全负责任的态度，也是国际社会通行的做法。参考其他冠状病毒所致疾病潜伏期、此次新型冠状病毒感染大量临床研究的相关信息和当前防控实际，将密切接触者医学观察期定为 14 天。

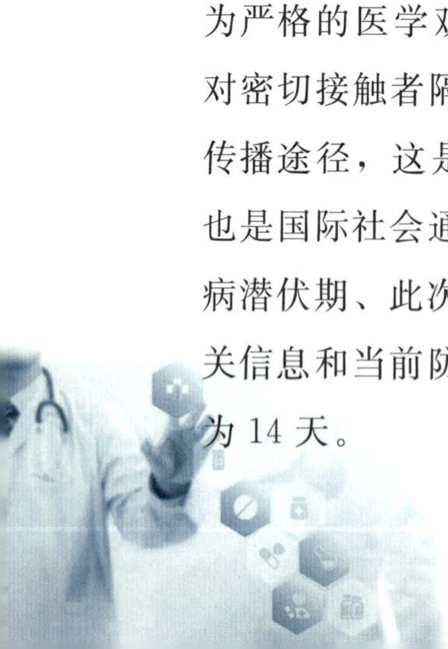

## 10. 什么是无症状感染者?

新型冠状病毒的“无症状感染者”指的是：没有明显的临床表现如发热、干咳、胸闷和乏力等，但是病毒核酸检测呈阳性的人。简单来说，就是有的人身上携带病毒，但是不发病，没有明显临床症状，自己也不知道自己生病了。目前发现的无症状感染者主要是病人的密切接触者，更多发生在家庭成员或聚集者中。无症状感染者也具有一定的病毒传播力，可能成为重要传染源，因此要严格进行隔离和医学观察。

## 11. 什么是密接的密接（次密接）?

密接的密接判定标准为密切接触者与病例或无症状感染者的首次接触（病例发病前 2 天或无症状感染者标本采样前 2 天至被隔离管理前这段时间内，密切接触者与病例或无症状感染者的第一次接触）至该密切接触者被隔离管理前，与密切接触者有共同居住生活，同一密闭环境工作、聚餐和娱乐等近距离接触，且未采取有效防护的人员。调查中要以与密切接触者接触频繁的家属和同事等人群为重点。

## 12. 什么是时空伴随者?

时空伴随者，是指本人的电话号码与确诊者的号码在同一时空网格（范围是 800m×800m）共同停留超过 10 分钟，而且最近 14 天任一方号码累计停留时长超过 30 小时以上，查出的号码为时空伴随号码。本人的绿色健康码就会变成带有警告性质的黄色码，并被系统标记为“时空伴随”者。比如，感染者 14 天内到过某地，而你这 14 天的轨迹与他有过交集，无论是身体上擦肩而过，还是通讯信号上的漂移，都可能被认定为“时空伴随者”。

## 13. 什么是超级传播者?

超级传播者的定义是短时间内传染 10 人以上的传染病患者，可见于严重急性呼吸综合征（severe acute respiratory syndrome，SARS）等，受感染的多为患者的家属、医务工作者或其他密切接触者。老年人及患有基础性疾病者，容易被感染且更容易成为超级传播者，但其中的超级传播机制尚未明确，可能的发生机制之一是病毒在与机体相互作用过程中发生基因突变或毒性增强。

## 14. 新型冠状病毒肺炎与普通感冒有何不同?

流行性感冒是由甲、乙、丙三型流感病毒分别引起的急性呼吸道传染病。甲型流感病毒常以流行形式出现，引起世界性大流行；乙型流感病毒常常引起局部暴发；丙型流感病毒主要以散在形式出现，一般不引起流行。人的一生可能会多次感染相同和（或）不同型别的流感病毒。

冬春季是呼吸道传染病的高发季节，也是病毒性肺炎的高发时期。普通感冒、流行性感冒和病毒性肺炎的症状有相似的地方，但在细节上有所差异。普通感冒多由病毒感染所致，少数由细菌或支原体引起，全年可发。主要症状为喉咙痛、咳嗽、打喷嚏和流鼻涕，儿童和部分成年患者会有发热的情况，总体来说症状不会很严重，一般经过5～7天会慢慢自愈。

## 15. 新型冠状病毒肺炎与非典（SARS）有什么不同?

非典型性肺炎，又称严重急性呼吸综合征，简称SARS，是一种由SARS冠状病毒引起的急性呼吸道传染病，极强的传染性与病情快速进展是此病的主要特点。新冠病毒（SARS-CoV-2）与非典病毒（SARS）同属冠状病毒家族，但两者在病毒传染性、感染后病情进展、治疗复杂程度及病理上却有明显区别：新冠肺炎主要是引起深部小气道和肺泡损伤为特征的炎性反应，肺部纤维化改变没有非典病变严重，而渗出性反应或小气道黏液堵塞比非典更明显。从发病情况来看，非典发病较急，潜伏期较短，多为 3～5 天，发热温度高，症状明显，死亡率高达 9.6%。从易感人群来看，非典患者群体主要是中青年，受累器官集中在肺部；新冠肺炎所有人群易感，且重症患者以 50 岁以上中老年人为主。新冠病毒除了攻击肺部，还会攻击心脏、肾脏、肠道等器官，造成多器官衰竭。因此，新冠肺炎重症患者的救治需要多学科协作。

## 16. 新型冠状病毒肺炎可以治愈吗?

目前，国家卫生健康委办公厅和国家中医药管理局办公室已印发了《新型冠状病毒肺炎诊疗方案（试行第九版）》。从治疗的实际情况看，我国新型冠状病毒肺炎患者大部分已经治愈出院。

## 17. 确诊病人、疑似病人及密切接触者的处置办法

《中华人民共和国传染病防治法》第三十九条第一款规定："医疗机构发现甲类传染病时，应当及时采取下列措施：

（1）对病人、病原携带者，予以隔离治疗，隔离期限根据医学检查结果确定；

（2）对疑似病人，确诊前在指定场所单独隔离治疗；

（3）对医疗机构内的病人、病原携带者、疑似病

人的密切接触者，在指定场所进行医学观察和采取其他必要的预防措施。”

## 18. 关于传染病的类别，我国法律是如何规定的？

《中华人民共和国传染病防治法》第三条规定：“本法规定的传染病分为甲类、乙类和丙类。甲类传染病是指：鼠疫、霍乱。乙类传染病是指：传染性非典型肺炎、艾滋病、病毒性肝炎、脊髓灰质炎、人感染高致病性禽流感、麻疹、流行性出血热、狂犬病、流行性乙型脑炎、登革热、炭疽、细菌性和阿米巴性痢疾、肺结核、伤寒和副伤寒、流行性脑脊髓膜炎、百日咳、白喉、新生儿破伤风、猩红热、布鲁氏菌病、淋病、梅毒、钩端螺旋体病、血吸虫病、疟疾。丙类传染病是指：流行性感冒、流行性腮腺炎、风疹、急性出血性结膜炎、麻风病、流行性和地方性斑疹伤寒、黑热病、包虫病、丝虫病，除霍乱、细菌性和阿米巴性痢疾、伤寒和副伤寒以外的感染性腹泻病。国务院卫生行政部门根据传染病暴发、流行情况和危害程度，可以决定增加、减少或者调整乙类、丙类传染病病种并予以公布。”2008 年 5 月 2 日，将手足口病纳入传染病防治法规定的丙类传染病；2009 年 4 月 30 日，将甲型 H1N1 流感纳入传染病防治法乙类传染病；

2020 年 1 月 20 日，将新冠病毒肺炎纳入乙类传染病，按甲类管理。目前的法定传染病有 40 种，分别是甲类 2 种，乙类 27 种，丙类 11 种。

## 19. 新型冠状病毒肺炎病例相关场所中特定人员的处置

《中华人民共和国传染病防治法》第四十一条规定：“对已经发生甲类传染病病例的场所或者该场所内的特定区域的人员，所在地的县级以上地方人民政府可以实施隔离措施，并同时向上一级人民政府报告；接到报告的上级人民政府应当即时做出是否批准的决定。上级人民政府做出不予批准决定的，实施隔离措施的人民政府应当立即解除隔离措施。在隔离期间，实施隔离措施的人民政府应当对被隔离人员提供生活保障；被隔离人员有工作单位的，所在单位不得停止支付其隔离期间的工作报酬。隔离措施的解除，由原决定机关决定并宣布。”

## 20. 新型冠状病毒肺炎暴发地政府可以采取哪些紧急措施？

《中华人民共和国传染病防治法》第四十二条规定：“传染病暴发、流行时，县级以上地方人民政府应当立即组织力量，按照预防、控制预案进行防治，切

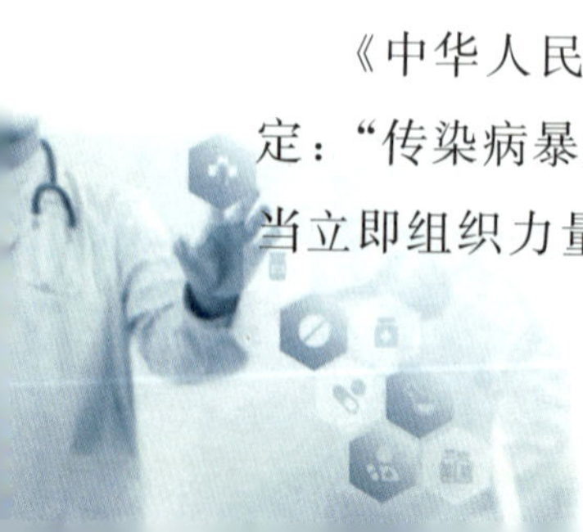

断传染病的传播途径，必要时，报经上一级人民政府决定，可以采取下列紧急措施并予以公告：

（1）限制或者停止集市、影剧院演出或者其他人群聚集的活动；

（2）停工、停业、停课；

（3）封闭或者封存被传染病病原体污染的公共饮用水源、食品以及相关物品；

（4）控制或者扑杀染疫野生动物、家畜家禽；

（5）封闭可能造成传染病扩散的场所。

上级人民政府接到下级人民政府关于采取前款所列紧急措施的报告时，应当即时做出决定。紧急措施的解除，由原决定机关决定并宣布。”

## 21. 编造、传播虚假疫情信息要承担什么法律责任？

《中华人民共和国突发事件应对法》第六十五条规定：“违反本法规定，编造并传播有关突发事件事态发展或者应急处置工作的虚假信息，或者明知是有关突发事件事态发展或者应急处置工作的虚假信息而进行传播的，责令改正，给予警告；造成严重后果的，依法暂停其业务活动或者吊销其执业许可证；负有直接责任的人员是国家工作人员的，还应当对其依法给予处分；构成违反治安管理行为的，由公安机关依法给予处罚。”

《中华人民共和国治安管理处罚法》第二十五条规定：“有下列行为之一的，处五日以上十日以下拘留，可以并处五百元以下罚款；情节较轻的，处五日以下拘留或者五百元以下罚款：（一）散布谣言，谎报险情、疫情、警情或者以其他方法故意扰乱公共秩序的；……”

《中华人民共和国刑法》第二百九十一条之一第二款规定：“编造虚假的险情、疫情、灾情、警情，在信息网络或者其他媒体上传播，或者明知是上述虚假信息，故意在信息网络或者其他媒体上传播，严重扰乱社会秩序的，处三年以下有期徒刑、拘役或者管制；造成严重后果的，处三年以上七年以下有期徒刑。”

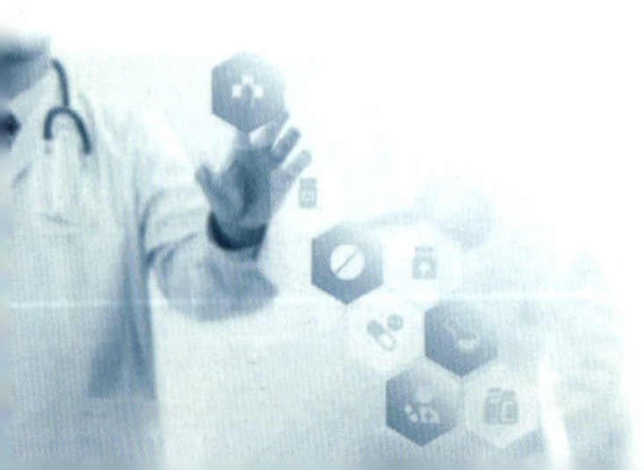

# 第 2 章　预防新型冠状病毒肺炎

## 1. 高校师生员工假期预防新型冠状病毒肺炎要求

（1）有疫情高发地区居住史或旅行史的师生员工，自离开疫情高发地区后，需要居家或在指定场所进行医学观察 14 天。

（2）各地学生均应尽量居家，做到不走亲访友和聚会聚餐，要减少到人员密集或空气流动性差的公共场所活动。

**知识链接**

高校疫情防控警示教育典型案例

（3）建议师生员工每日进行健康监测，并根据社区或学校要求向社区或学校指定负责人报告。

（4）高校师生员工要根据教育部的要求和学校的安排进行返校，严禁学生提前返校。同时，如有可疑症状，应报告学校或由监护人报告学校，及时就医，待痊愈后再安排返校。

### 2. 高校师生员工返校途中预防新型冠状病毒肺炎要求

（1）乘坐公共交通工具时应当全程佩戴口罩。

（2）保持手部卫生，减少接触交通工具的公共物品和部位。

（3）旅途中做好健康监测，自觉发热时要主动测量体温。

（4）留意周围旅客健康状况，避免与有可疑症状人员接触。

（5）若出现可疑症状，应主动戴上医用外科口罩或N95口罩，尽量避免接触其他人员，并视病情及时就医。

（6）途中去医疗机构就诊时，应主动告诉医生相关疾病流行地区的旅行居住史，配合医生开展相关调查。

（7）妥善保存旅行票据信息，以配合可能的相关密切接触者调查。

### 3. 高校师生员工学习和工作期间预防新型冠状病毒肺炎要求

1）保持良好卫生和健康习惯

（1）提高防范意识，理性认识疫情，科学做好防护，保持充足睡眠，积极参加体育锻炼，增强体质和免疫力，养成良好卫生习惯和健康生活方式。

（2）宿舍集体居住成员不共用毛巾，保持家居、餐具清洁，勤晒衣被。

2）尽量减少外出活动

（1）避免前往疾病流行地区。出差等人员应该向所在学校或单位提出申请，获得批准后方可出差、出国或参加学术交流等。

（2）疫情期间要减少走动和避免聚餐，保持课堂、餐厅、实验室、办公室和寝室内空气的流通，必要的课程可以采用线上和视频等新媒体平台教学。

（3）避免到封闭、空气不流通的公众场所和人员聚集的地方，例如公共浴池、温泉、影院、商场、机场、展览馆等。

3）注意个人防护

（1）咳嗽和打喷嚏时使用纸巾或屈肘遮掩口鼻，防止飞沫传播。

（2）保持手卫生，饭前便后要用流水洗手，或用含医用酒精的洗手液进行消毒。

（3）外出正确佩戴口罩，主动做好个人的健康监测，自觉发热时要主动测量体温，若出现可疑症状，应主动戴上口罩及时就医。

## 4. 新型冠状病毒肺炎疫情期间的饮食

疫情期间，健康的饮食十分重要。吃是为了获得人体健康所必需的“营养素”，保证营养能使人体的免疫细胞处于最佳战斗状态。如蛋白质是细胞更新和修复等方面所必需的，免疫细胞和抗体也是由蛋白质构成的，维生素、矿物质对免疫功能也是不可缺少的。如果营养跟不上，不仅容易被感染，而且感染后不易恢复。营养素对健康而言，是预防、治疗和康复疾病的重要手段，对新冠肺炎的预防、治疗和康复来说，更是如此。所以一定要做到合理饮食，为身体提供足够的营养素。

### 5. 怎样选择和使用口罩？

口罩类型主要有医用防护口罩（例如 N95 口罩）、医用外科口罩和普通级别的一次性医用口罩，此外，还有各种棉布口罩、海绵口罩等。在无确诊或疑似病人的环境中，用普通一次性医用口罩即可。但如去医院，则最好提升防护等级，建议选用医用外科、N95 口罩或防护等级更高的口罩。N95 口罩的防病效果更好，但透气性差，呼吸阻力较大，不适合长时间佩戴。由于各地的实际疫情有差异，市民可以参考国家卫生健康委疾病预防控制局发布的《预防新型冠状病毒感染的肺炎口罩使用指南》并根据自身情况选择使用口罩。

正确佩戴口罩的注意事项：为更好地发挥口罩的防护作用，在佩戴口罩时要将其完全展开，将口、鼻、下颌完全包住，尽量收紧口罩的松紧带，压紧鼻两侧的铝片，以减少四周空气的泄漏，且最好缓慢呼吸。

佩戴口罩前应洗手，戴口罩的过程中要避免手接触口罩内面，尽可能降低对口罩的污染。口罩要分清内外、上下。一次性医用外科口罩，深色面朝外，浅色面朝内；有金属条（鼻夹）一端是上方。口罩用完扔掉后必须洗手。

不管是哪种类型的口罩，使用时间过久都会因为大颗粒物被阻隔在口罩表面或超细颗粒物被阻塞在口罩过滤材料空隙中，而引起过滤效率下降和呼吸阻力上升的现象，需要定期更换，最好每隔 4 小时更换一次。

### 6. 复工前如何做好新型冠状病毒肺炎的防护？

复工前，要报告自己假期的重要信息，如离岗、返岗时间，外出地点，乘坐的交通工具等确切信息及假期中重要的接触信息和个人身体状况等。如 14 天内有疫区旅行史、接触过以上地区的发热或有呼吸道症状的患者、接触新型冠状病毒肺炎患者的情况，必须向有关部门报告，并采取居家办公、自我隔离，隔离至脱离接触 14 天，如自身有相关症状时，必须及时到医院就诊。

## 7. 进入办公场所前应做好哪些准备？

进入办公场所前，要自觉接受体温检测，如有发热、咳嗽等呼吸道感染的症状（平静状态下腋下温度达到 37.3℃及以上），应居家观察休息，并根据身体情况及时就诊，其间，要向所在单位报告有关情况。接触他人时，请佩戴口罩。要避免带病上班、上课及聚会。

## 8. 上下班途中如何预防新型冠状病毒感染？

目前，应尽量少乘坐公共交通工具，建议步行、骑行或乘坐私家车。如必须乘坐公共交通工具时，务必全程佩戴口罩，途中尽量避免用手触摸车上物品。尽量避免用手接触口、眼、鼻，尽量与他人保持一定距离（有条件时至少 1 米）。回到家中摘掉口罩后首先洗手，手机和钥匙等使用消毒湿巾或 75%酒精擦拭。居室保持通风和卫生清洁，避免多人聚会。

## 9. 在办公场所如何预防新型冠状病毒感染？

（1）工作人员要自行监测身体健康状况，若出现新型冠状病毒感染的可疑症状（包括发热、咳嗽、咽痛、胸闷、呼吸困难、乏力、恶心呕吐、腹泻、结膜炎、肌肉酸痛等），要及时按规定报告并回家观察休息，必要时到医院就诊。

（2）公用物品及公共接触物品或部位要定期清洗和消毒。

（3）保持办公场所内空气流通。保证空调系统正常运转，定期清洗空调滤网，增加开窗通风换气次数。

（4）洗手间要配备洗手液，要保持环境卫生清洁，及时清理垃圾。

（5）人与人之间要保持一定的距离，多人在一室办公时需佩戴口罩。勤洗手、多饮水。接待外来人员时双方应佩戴口罩。

## 10. 参加会议时如何预防新型冠状病毒感染？

建议全程佩戴口罩，进入会议室前应洗手消毒，开会人员保持 1 米以上距离。减少集中开会，控制会议时间，会议期间应注意开窗通风。会议结束后场地、家具须擦拭消毒，茶具用品应当消毒。

## 11. 食堂进餐时如何预防新型冠状病毒感染？

采用分餐进食，避免人员密集。餐厅每日消毒 1 次以上，餐桌椅使用后进行消毒；餐具用品须高温消毒。操作间保持清洁干燥，严禁生食和熟食用品混用，避免肉类生食。建议营养配餐，清淡适口。

## 12. 开学后，学校如何对食堂（或配餐单位）、饮用水进行安全监管？

开学前应做好食堂、饮用水的安全监管。在当地市场监管部门的指导下，加强对学校食堂、学生集体配餐单位的全面检查，进行全面的清洁消毒和全面的人员卫生安全培训。在当地卫生健康部门的指导下，加强对自备水源的防护，做好供水设施（自备水源、二次供水设施、食堂蓄水池、饮水机等）的清洁、消毒工作。通过自备水源、二次供水设施提供的生活饮用水开学前必须经检测合格后才能使用。

要严格执行学校食堂和学生集中用餐卫生安全管理制度。食堂从业人员持有效健康证明上岗，做好食堂从业人员的健康体检和晨检工作，防止带病上岗；食堂进货严格落实索证索票，不使用来源不明的家禽家畜。严禁采购野生动物作为食物进入学校。

## 13. 公共活动区域如何预防新型冠状病毒感染？

通风换气是预防呼吸道传染病简单且有效的防控措施，公共区域应尽量保持通风；每日须对门厅、楼道、会议室、电梯、楼梯、卫生间等公共部位进行消毒。每个区域使用的保洁用具要分开，避免混用。同时，建议要有适当、适度的活动，使身体保持良好状况。

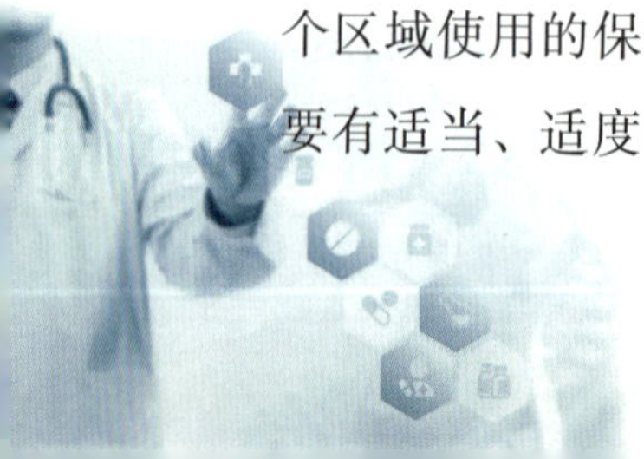

## 14. 学校后勤如何预防新型冠状病毒感染？

服务人员、安保人员、清洁人员工作时须佩戴口罩，并与人保持安全距离。食堂采购人员或供货人员须佩戴口罩和一次性橡胶手套，避免直接用手接触肉禽类生鲜材料，摘手套后及时洗手消毒。保洁人员工作时须佩戴一次性橡胶手套，工作结束后洗手消毒。安保人员须佩戴口罩工作，并认真询问和登记外来人员状况，发现异常情况及时报告。

## 15. 公务来访如何预防新型冠状病毒感染？

须佩戴口罩，配合查验“安康码”和“行程码”。进入办公场所或教室前首先要进行体温检测，并介绍有无中高风险地区旅行、居住史和发热、咳嗽、呼吸不畅等症状。无上述情况，且体温正常者，方可进入。

## 16. 传阅文件时如何预防新型冠状病毒感染？

传递纸质文件前后均须洗手，传阅文件时佩戴口罩。应尽量推行无纸化办公模式。

## 17. 使用电话、手机时如何预防新型冠状病毒感染？

建议公用座机每日用 75%酒精擦拭 2 次，如果使用频繁可增加消毒次数。将手机外壳脱掉，每日用湿巾或清水棉球对手机及外壳全面清洁，必要时，可在清洁晾干后再用75%酒精棉球或棉片擦拭消毒。

### 18. 如何做好网络教学资源准备工作？

（1）建立和整合学院网络教学平台资源；

（2）整理、统筹各种教学视频、PPT课件、电子教材；

（3）建立具有互动、答疑、评价功能的试题库系统；

（4）制订科学、合理、周密的教学计划。

### 19. 出行时如何预防新型冠状病毒感染？

（1）出行时要佩戴口罩，尽量减少与他人的近距离接触。

（2）出现可疑症状需到医院就诊时，应佩戴口罩，尽量避免乘坐地铁、公交车等交通工具，避免前往人群密集的场所。就诊时，应主动告知医务人员相关疾病流行地区的旅行居住史，以及与他人接触情况。

（3）远距离出行人员，须事先了解目的地是否为疾病流行地区。要妥善保留赴疾病流行地区时的公共交通票据信息，以备查询。从疾病流行地区返回，应按规定进行医学观察，医学观察期限为离开疾病流行地区后14天。医学观察期间进行体温、体征等状况监测，尽量做到单独居住或居住在通风良好的单人房间，减少与家人的密切接触。

### 20. 何时需要洗手？

正确洗手是预防传染病的最有效措施之一，在以下情况下应该用肥皂和清水（流水）洗手。

（1）传递文件前后；

（2）在咳嗽或打喷嚏后；

（3）在制备食品之前、期间和之后；

（4）饭前和便后；

（5）接触公共场所的公共物品后；

（6）接触过动物之后；

（7）外出回来后；

（8）不确定手部是否清洁时。

### 21. 吃抗菌药有预防新型冠状病毒感染效果吗？

吃抗菌药不能预防新型冠状病毒肺炎。因为抗菌药针对的是细菌，而本次流行肺炎的病原体是病毒。错误服用抗菌药不仅无效，还会增加耐药风险。

### 22. 喝酒可以预防新型冠状病毒感染吗？

浓度为 75％的医用酒精可以杀灭病毒，主要用于消毒器械、清理皮肤污渍等，但喝酒并不能抗病毒。

## 23. 盐水漱口可以预防新型冠状病毒感染吗？

盐水漱口有利于清洁口腔和咽喉，但无证据表明盐水漱口能杀灭新型冠状病毒。

## 24. 普通家庭如何居家消毒？

在疾病流行期间，外出回家后要及时洗手，或用乙醇类消毒剂消毒。桌椅等物体表面每天要做好清洁，定期消毒；有客人（身体健康状况不明）来访后，及时对室内相关物体表面进行消毒，可选择75%酒精等消毒剂或消毒湿巾擦拭消毒。室内做好通风换气。

## 25. 妨碍新型冠状病毒肺炎防控要承担哪些法律责任？

《中华人民共和国突发事件应对法》第六十六条规定："单位或者个人违反本法规定，不服从所在地人民政府及其有关部门发布的决定、命令或者不配合其依法采取的措施，构成违反治安管理行为的，由公安机关依法给予处罚。"

《中华人民共和国刑法》第三百三十条规定："违反传染病防治法的规定，有下列情形之一，引起甲类传染病传播或者有传播严重危险的，处三年以下有期徒刑或者拘役；后果特别严重的，处三年以上七年以

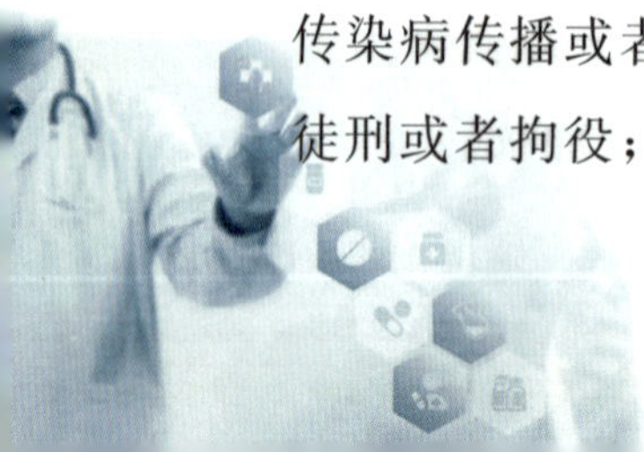

下有期徒刑。”

## 26. 高等院校防控责任

各地要根据疫情情况确定开学时间，严禁学生提前返校。院校开学前要做好预案和监测设备准备、隔离空间预备、环境卫生改善等工作。开学后学校医务室要加强监测，对来自疫情防控重点地区、与确诊病人有过接触以及有相应症状的学生，采取单独隔离措施。开展“晨午晚检”，实行“日报告”“零报告”制度，加强因病缺勤管理，对因病缺勤学生和教职员工及时追访和上报。校园实行封闭管理，禁止校外人员进入，不组织大型集体活动。学生和教职员工如出现发热、乏力、干咳等可疑症状，应当及时隔离并安排就近就医。发现病例的院校，要及时向辖区疾控机构或医疗机构上报，积极配合做好流行病学调查，以班级为单位，确定防控管理场所，排查甄别密切接触人员，严格采取消毒隔离等针对性防控措施。

# 第 3 章　治疗新型冠状病毒肺炎

**知识链接**

砥砺初心使用　勇挑防控重担
——记合肥工业大学校医院疫情防控工作

## 1. 何时需要去医院就诊？

很多疾病的临床表现有发热和咳嗽，当出现发热、乏力、干咳等症状时，并不意味着已经感染了新型冠状病毒。目前，已有不少医院在互联网开通了咨询门诊服务，可以通过此类途径得到医生的初步指导。

如果出现以下情况，应当到指定医疗机构就诊：有发热（腋下温度≥37.3℃）、咳嗽、气促等急性呼吸道感染症状；发病前 14 天内有相关疫区的旅行史、居住史，或接触过可疑症状者或患者。若出现小范围聚集性发病，应到当地指定医疗机构的发热门诊进行排查、诊治。

## 2. 发热是否表明感染了新型冠状病毒?

除了新型冠状病毒，细菌、真菌、寄生虫或其他病毒等侵入人体后也可引起发热。此外，内分泌与代谢疾病、某些皮肤病也会导致发热。

出现发热、咳嗽等症状，不一定是感染了新型冠状病毒，也可能是普通感冒、流感等。应首先确认是否有过疫区旅行史和病例接触史。如果没有，须了解一下发热过程和症状，轻微的建议在家隔离观察。流行期原则上应尽可能少去或不去医院，避免造成交叉感染。

如果发热持续不退或已出现呼吸困难等症状，要在做好个人防护的情况下去医院检查。

## 3. 发热了怎么去医院就诊?

可优先通过网络“发热门诊”免费在线问诊。查询所在地发热门诊名单，就近就诊。前往发热门诊时须戴好医用外科口罩或 N95 口罩。主动告诉医务人员过去 2 周的活动史和接触史。“发热门诊”指在传染病流行期间设立的发热患者专用门诊，专门用于排查疑似传染病患者、治疗发热患者的专用诊室。能够及时有效筛查、诊断、治疗患者，同时也能减少交叉感染。

## 4. 去医院就诊时有什么注意事项？

（1）如果可疑患者出现发热、咳嗽等症状，要提前选择有发热门诊的定点医院；

（2）前往医院的路上、就医全程应该佩戴口罩，并尽可能与他人保持 1 米以上距离；

（3）避免搭乘公共交通工具，应该呼叫救护车或者使用私人车辆运送可疑病人，如果可以，路上打开车窗；

（4）密切接触者也应佩戴口罩和勤洗手，与他人保持至少 1 米的距离；

（5）就医时，应如实详细讲述患病情况和就医过程，尤其是应告知医生近期有本地病例持续传播地区的旅行和居住史、肺炎患者或疑似患者的接触史、动物接触史等。

## 5. 什么是疑似病例？

需要结合流行病学史和临床表现综合分析：

1）流行病学史

（1）发病前 14 天内有中高风险地区，或其他有病例报告社区的旅行史或居住史；

（2）发病前 14 天内与新型冠状病毒感染者（核酸检测阳性者）有接触史；

（3）发病后 14 天内曾接触过来自中高风险地区，

或来自有病例报告社区的发热或有呼吸道症状的患者；

（4）聚集性发病：两周内在小范围内，如家庭、办公室、学校班级等场所，出现 2 例及以上发热和/或呼吸道症状的病例。

2）临床表现

（1）发热和/或呼吸道症状；

（2）具有新型冠状病毒肺炎影像学特征；

（3）发病早期白细胞总数正常或降低，淋巴细胞计数减少。

有流行病学史中的任何一条，且符合临床表现中任意 2 条。无明确流行病学史的，符合临床表现中的 3 条。

## 6. 出现疑似症状应采取何种措施？

做好隔离防护，并根据病情进展及时就诊。就诊时，应避免使用公共交通工具，避免前往人群密集的场所。就诊时，应主动告诉医生发病后接触的人，配合医生开展相关调查。患者的家庭成员应佩戴口罩，与无症状的其他家庭成员保持距离，避免传染。

若家庭中有人被诊断为新型冠状病毒感染的肺炎患者，其他家庭成员如判定为密切接触者，应接受 14 天医学观察。有症状的家庭成员就诊后，应对其活动空间和全部接触物品进行消毒。

### 7. 疑似病例如何排除、如何确诊？

疑似病例连续两次新型冠状病毒核酸检测阴性（采样时间至少间隔 24 小时），且发病 7 天后新型冠状病毒特异性抗体 IgM 和 IgG 仍为阴性可排除疑似病例诊断。有新型冠状病毒疫苗接种史者，血清学 IgM 和 IgG 不作为排除指标。

疑似病例同时具备以下病原学或血清学证据之一者：

（1）新型冠状病毒核酸检测阳性；

（2）未接种新型冠状病毒疫苗者新型冠状病毒特异性 IgM 抗体和 IgG 抗体均为阳性。

随着对疾病认识的不断深入，确诊病例的定义会作相应修改。

### 8. 轻症发热病例的居家隔离建议

（1）将可疑病人安置在通风良好的单人房间，尽快向当地疾病预防控制机构报告。

（2）限制看护人数，尽量安排一位健康状况良好且没有慢性疾病的人进行护理，拒绝一切探访。

（3）家庭成员应住在不同房间，如条件不允许，应和病人至少保持 1 米距离。不与可疑病人共同进餐。

（4）限制病人活动，病人和家庭成员活动共享区域最小化。确保共享区域（厨房、浴室等）通风良好（开窗）。

（5）看护人员与病人共处一室时应戴好口罩，口罩要紧贴面部。口罩变湿、变脏，必须立即更换。

（6）与病人有任何直接接触或进入病人隔离空间后，必须进行双手清洁。

（7）家具表面、厕所要定期用消毒水消毒、抹洗。衣物及床上用品应及时换洗。

## 9. 新型冠状病毒肺炎有没有特效治疗方法？

新型冠状病毒肺炎是一种新发传染病，目前还没有特效的治疗方法。

临床治疗以对症、支持为主。应避免盲目或不恰当的抗菌药物治疗，尤其是联合应用广谱抗菌药物。随着对疾病认识和研究的不断深入，治疗的手段将会越来越多。

## 10. 对确诊患者的治疗场所有什么要求？

要根据病情严重程度确定治疗场所。疑似及确诊病例均应在具备有效隔离条件和防护条件的定点医院隔离治疗。

疑似病例应单人单间隔离治疗，确诊病例可多人收治在同一病室。危重型病例应尽早收入重症监护室（ICU）治疗。

### 11. 新型冠状病毒肺炎治疗要求

一般治疗包括支持治疗、抗病毒治疗和抗菌药物治疗等。重型、危重型患者在对症治疗的基础上，要积极防治并发症，治疗基础疾病，预防继发感染，应及时进行器官功能支持。

具体诊疗方案详见附录3：国家卫生健康委员会办公厅 国家中医药管理局办公室2022年3月14日公布的《新型冠状病毒肺炎诊疗方案（试行第九版）》。

### 12. 私家车可以转运患者吗?

疑似病例和确诊病例都应转运至定点医院集中救治，但不能使用私家车。医疗机构发现新型冠状病毒感染的肺炎病例时，须向本地卫生健康部门报告，由市级卫生健康部门组织急救中心，将病例转运至定点救治医院。

转运过程中要做好运送人员的个人防护和车辆消毒工作。

### 13. 确诊后何时能解除隔离和出院?

（1）体温恢复正常3天以上；

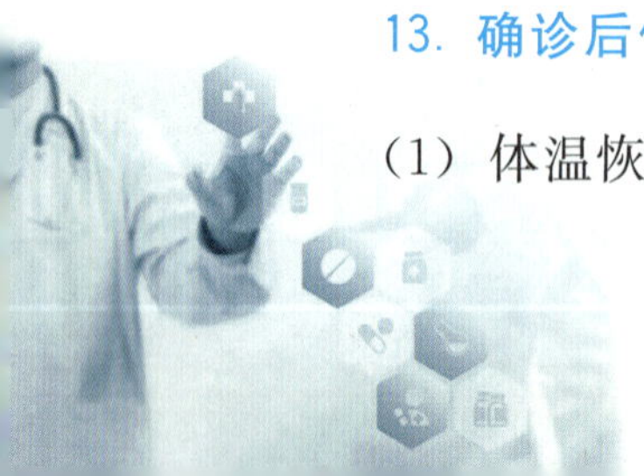

（2）呼吸道症状明显好转；

（3）肺部影像学显示急性渗出性病变明显改善；

（4）连续两次呼吸道标本核酸检测阴性（采样时间至少间隔 24 天）。

满足以上条件者，可解除隔离出院。同时，对其进行 14 天的医学观察。

## 14. 抗菌药有治疗效果吗?

治疗过程中避免盲目或不恰当使用抗菌药物，尤其是联合使用广谱抗菌药物。临床上可通过细菌学监测进行判断，当发现继发细菌感染时才使用抗菌药物。

## 15. 有专门抗新型冠状病毒的药物吗?

目前尚无针对新型冠状病毒的有效抗病毒治疗药物，临床可试用 a-干扰素雾化吸入，口服洛匹那韦/利托那韦等。

研究人员正在筛选或研发抗新型冠状病毒的药物。

## 16. 吃维生素 C 能提高免疫力吗?

维生素 C 可以帮助机体维持正常的免疫功能，但不能增强免疫力，也没有抗病毒作用。在治疗过程中补充维生素 C 通常只是辅助性治疗手段。

## 17. 能否采用中医疗法？

新型冠状病毒肺炎属于中医疫病范畴，不同地区可根据病情、当地气候特点以及患者的不同体质等情况，进行辨证论治。应在医师指导下合理使用，切勿盲目服用中药进行疾病预防和治疗。

## 18. 出院后要注意什么？

患者出院后，因恢复期机体免疫功能低下，存在感染其他病原体的风险，应继续进行 14 天的隔离管理和健康状况监测，佩戴口罩，有条件的居住在通风良好的单人房间，减少与家人的近距离密切接触，分餐饮食，注意手卫生，避免外出活动。建议在出院后第 2 周、第 4 周到医院随访、复诊。具体可参照国家卫生健康委办公厅 2020 年 3 月 13 日印发的《新冠肺炎出院患者健康管理方案（试行）》执行。

## 19. 为什么说此次疫情是突发公共卫生事件？

突发公共卫生事件是指突然发生，造成或者可能造成社会公众健康严重损害的重大传染病疫情、群体性不明原因疾病、重大食物和职业中毒以及其他严重影响公众健康的事件。此次疫情符合突发公共卫生事件的定义。2003 年国务院发布了《突发公共卫生事件应急条例》，我国进入依法治理突发公共卫生事件的时代。

## 20. 面对疫情，公众会有哪些心理反应？

面对疫情，一般会出现比较明显的两种心理反应：焦虑和恐惧。这是个体面对危机时的正常反应。疫情发展过程中，公众会因为信息接收程度、理解力高低以及生活实践等差异，表现出害怕被误诊和隔离、缺乏认知、回避、忽视、恐慌、不敢出门、盲目消毒、易怒等特点。此时，信息公开透明、适宜的知识宣教、积极鼓励引导会有助于缓解和消除这些不良的心理影响。

## 21. 疫情期间如何照顾自己的身心健康？

要做到重视疫情但不恐慌，同时，我们还要学会识别自己生理和心理上的不适，避免恐慌，控制恐惧，积极调整心态。无任何不适或可疑症状时，保持正常的生活作息与规律，多休息，多喝水，给自己准备好营养每一餐。出现不适症状时，要做好个人防护，居家观察并做好隔离，还要通过自我心理调整或在家人的鼓励和帮助下恢复身体和心理健康。症状严重时要及时就医。

作为自己健康的第一责任人，应做一些让自己愉悦又健康的事，控制自己不迷失在各种信息中，选取正面有效的信息。通过帮助和关怀他人，以实际行动与全社会应对危机的力量汇聚在一起，提高安全感和抵抗力。

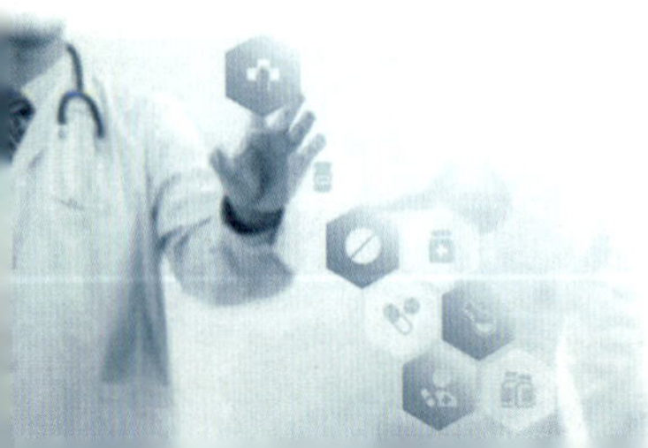

# 第 4 章　外国专家及留学生应知的预防新冠肺炎知识

# Chapter Four　Guide to Foreign Experts and Students on the Prevention of COVID - 19

## 1. 感染新型冠状病毒肺炎有哪些临床症状?

新型冠状病毒肺炎以发热、干咳、乏力、气促为主要表现。少数患者伴有鼻塞、流涕、咽痛、肌痛和腹泻等症状。重症患者多在发病一周后出现呼吸困难和/或低氧血症，严重者可快速进展为急性呼吸窘迫综合征、脓毒症休克、难以纠正的代谢性酸中毒和出凝血功能障碍及多器官功能衰竭等。值得注意的是重型、危重型患者病程中可为中低热，甚至无明显发热，

知识链接

合肥工业大学举行疫情防控应急演练

轻型患者仅表现为低热、轻微乏力等，新型冠状病毒病原学检测呈阳性但无相关临床表现者称之为无症状感染者。基于目前的流行病学调查，潜伏期 1～14 天，多为 3～7 天。多数患者预后良好，少数患者病情危重。老年人和有多种合并症者预后较差。儿童病例症状相对较轻。

### What are the symptoms of COVID-19?

The clinical symptoms of COVID-19 are mainly fever, dry cough, fatigue and shortness of breath. Some patients can have stuffy nose, runny nose, sore throat, myalgia and diarrhea. Severe cases usually have dyspnea and/or hypoxemia one week after the onset of disease and even develop into acute respiratory distress syndrome, septic shock, metabolic acidosis, coagulation dysfunction and multi-organ failure. It is noteworthy that during the course of disease, the severe and critical patients may have moderate and low fever, or even no obvious signs of fever, while the mild patients only show low fever and slight fatigue. Some positive cases have no symptoms identified as asymptomatic carriers. Based on the current epidemiological investigation, the incubation period for COVID-19 infection is 1-14 days, most of which are 3-7

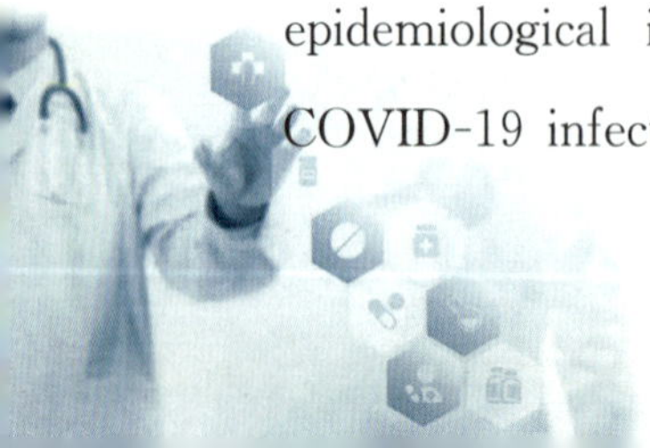

days. Most of the patients have a good prognosis and a few are in critical condition. The elderly patients with comorbidities have poor prognosis. In children, the symptoms are relatively mild.

## 2. 高校师生员工学习和工作期间预防新型冠状病毒肺炎要求

1）保持良好卫生和健康习惯

（1）提高防范意识，理性认识疫情，科学做好防护，保持充足睡眠，积极参加体育锻炼，增强体质和免疫力，养成良好卫生习惯和健康生活方式。

（2）宿舍集体居住成员不共用毛巾，保持家居、餐具清洁，勤晒衣被。

2）尽量减少外出活动

（1）避免前往疾病流行地区。出差等人员应该向所在学校或单位提出申请，获得批准后方可出差、出国或参加学术交流等。

（2）疫情期间要减少走动和避免聚餐，保持课堂、餐厅、实验室、办公室和寝室内空气的流通，必要的课程可以采用线上和视频等新媒体平台教学。

（3）避免到封闭、空气不流通的公众场所和人员聚集的地方，例如公共浴池、温泉、影院、商场、机场、展览馆等。

3）注意个人防护

（1）咳嗽和打喷嚏时使用纸巾或屈肘遮掩口鼻，防止飞沫传播。

（2）保持手卫生，咳嗽、饭前便后要用流水洗手，或用含酒精成分的洗手液进行消毒。

（3）外出佩戴口罩，主动做好个人的健康监测，自觉发热时要主动测量体温，若出现可疑症状，应主动戴上口罩及时就医。

**Requirements for the prevention of COVID-19 for teachers, students and staff during the study and work at colleges and universities.**

1）Keep good hygiene and healthy habits

（1）Enhance the awareness of self-protection, understand the epidemic rationally and protect yourself scientifically, have adequate sleep, actively participate in physical exercise, strengthen the physical fitness and immunity, and have good hygiene and healthy lifestyle.

（2）Roommates in the same dormitory do not share towels, keep living environment and tableware clean, and often air quilts and clothes in the sun.

2） Minimize outdoor activities

（1） Avoid traveling to the affected areas. Apply to the school or employer before business trip, abroad or academic exchange.

（2） It is suggested; being in the enclosed and crowded public places, and maintaining the ventilation of classrooms, restaurants, laboratories, offices and dormitories. New media platforms can be considered for necessary courses.

（3） Avoid going to enclosed and stuffy public places, such as public baths, hot springs, cinemas, shopping malls, airports, exhibition halls, etc.

3） Pay attention to self-protection

（1） When coughing and sneezing, use tissue or your elbow to cover the mouth and nose to prevent droplets from spreading.

（2） Keep hand hygiene, when coughing or hands with running water before meals and after the toilet use, or with alcohol-based hand sanitizer for disinfection.

（3） Wear a mask outside. Monitor personal health, measure your temperature if you feel like having a fever.

### 3. 进入办公场所前应做好哪些准备？

进入办公场所前，要自觉接受体温检测，如有发烧、咳嗽等呼吸道感染的症状（平静状态下腋下体温达到 37.3℃及以上），应居家观察休息，并根据身体情况及时就诊，其间，要向所在单位报告有关情况。接触他人请佩戴口罩。要避免带病上班、上课及聚会。

### Preparations before entering the office.

Before entering the office, you should have your temperature taken. If you have symptoms of respiratory tract infection such as fever and cough (the axillary temperature reaching 37.3℃ or above under normal state can be regarded as fever), you should stay at home and have yourself observed, resort to the medical treatment timely if you don't feel well. During this period, you should report your physical state to your employer. Wear a mask when contacting others. Avoid going to work, having courses and gathering if you are in poor health.

### 4. 食堂进餐时如何预防新型冠状病毒感染？

采用分餐进食，避免人员密集。餐厅每日消毒 1

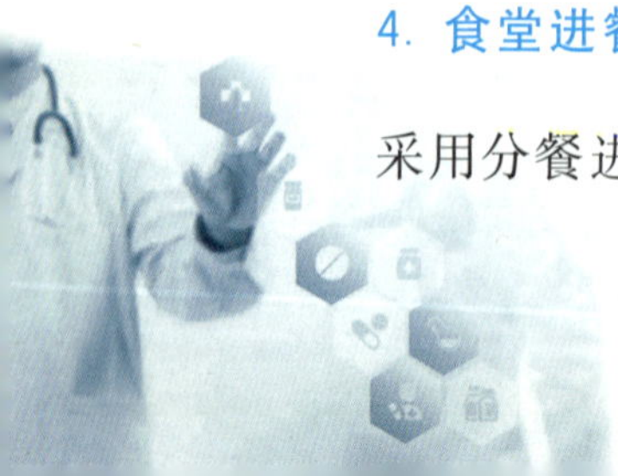

次，餐桌椅使用后进行消毒；餐具用品须高温消毒。操作间保持清洁干燥，严禁生食和熟食用品混用，避免肉类生食。建议营养配餐，清淡适口。

**How to prevent COVID-19 infection when dining in the canteen?**

Eat with individual serving and avoid peak hours for dining. The canteen shall be disinfected once a day, and the dining table and chairs shall be disinfected after use; tableware must be disinfected in high temperature. The operating room should be kept clean and dry, and the meat should be thoroughly cooked. It is strictly forbidden to mix raw food and cooked food products. It is recommended to maintain a balanced diet with mild flavour.

### 5. 在公共区域活动时如何预防新型冠状病毒感染?

通风换气是预防呼吸道传染病简单且有效的防控措施，要尽量在保持通风的公共区域活动。公共区域的门厅、楼道、会议室、电梯、楼梯、卫生间等每日都要进行消毒。

**How to prevent COVID-19 infection in public areas?**

Ventilation is a simple and effective measure to

prevent respiratory infectious diseases, so try to stay in public areas with good ventilation. The hallways, corridors, meeting rooms, elevators, stairs and toilets in public areas shall be disinfected every day.

### 6. 出行时如何预防新型冠状病毒感染?

（1）出行时要佩戴口罩，尽量减少与他人的近距离接触。

（2）出现可疑症状需到医院就诊时，应佩戴口罩，尽量避免乘坐地铁、公交车等交通工具，避免前往人群密集的场所。就诊时应主动告知医务人员相关疾病流行地区的旅行居住史，以及与他人接触情况。

（3）远距离出行人员，需事先了解目的地是否为疾病流行地区。要妥善保留赴疾病流行地区时的公共交通票据信息，以备查询。从疾病流行地区返回，应按规定进行医学观察，医学观察期限为离开疾病流行地区后 14 天。医学观察期间进行体温、体征等状况监测，尽量做到单独居住或居住在通风良好的单人房间，减少与家人的密切接触。

### How to prevent COVID-19 infection while being outside?

（1） Wear a mask and avoid close contact with

others as much as possible.

（2） If you need to go to the hospital for treatment due to some suspicious symptoms, wear a mask, try to avoid taking subway, bus and other means of transportation, and avoid going to crowded places. When turning to a medical treatment, you should tell the medical staff of your past travel and residence and the contact with those in the affected areas.

（3） For long-distance travelers, it is necessary to know in advance whether the destination is an affected area. Keep the information of public transport tickets when going to affected areas. You should put yourself under medical observation according to the regulations after returning back. The period of medical observation is 14 days after you leave the affected area. During the medical observation, the body temperature and physical signs should be monitored. It is necessary to live alone or in a single room with good ventilation to reduce close contact with others.

## 7. 社区组织和学校有何防控任务？

社区组织和学校是疫情防控的前沿阵地，工作人员应充分发挥社区组织和学校工作优势，加强对学校和社区的监测工作，坚决防止疫情输入；时刻提醒人员不要互相走动。要运用各种方式加强宣传，及时通报权威疫情信息和防控知识，引导群众正确认识和对待疫情，消减群众的焦虑情绪。重点任务包括：做好疫情监测、信息报送、宣传教育、环境整治、困难帮扶等工作。全面落实联防联控措施，构筑群防群治的严密防线，为坚决打赢疫情防控阻击战作出贡献。

### What are the prevention and control tasks of community organizations and universities?

Community organizations and universities are at the forefront of epidemic prevention and control. Surveillance should be strengthened to prevent the imported outbreak. Remind people to not walk randomly. Strengthen publicity and timely inform the public of authoritative information on the epidemic situation and knowledge of prevention and control, guide the public to understand and treat the epidemic situation correctly, and reduce their anxiety. The key tasks include: epidemic monitoring, information reporting, publicizing and educating, environment

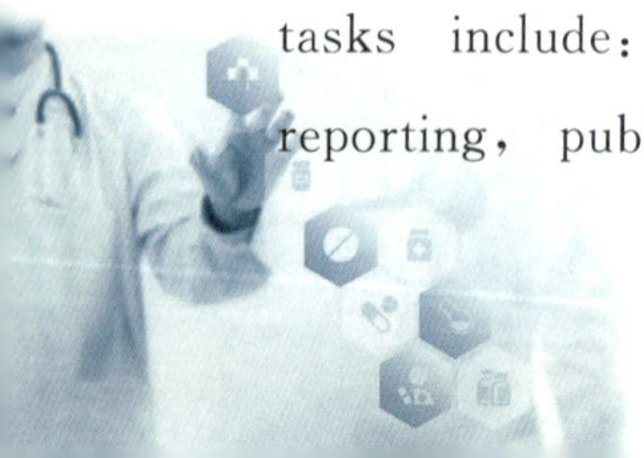

improvement, assisting the needed, etc. Communities and universities will fully implement all measures for joint prevention and control, build a tight defensive line for mass prevention and control, thus contributing to winning the battle against the contagion.

## 8. 发热了怎么去医院就诊?

可优先通过校医院或网络“发热门诊”进行问诊。前往发热门诊时需戴好口罩。在医院就诊时，要按照医务人员引导要求，尽量同其他就诊人员保持 1.5 米以上距离，避免交叉感染。要主动告诉医务人员过去 2 周的活动史和接触史。

## How to go to hospital for treatment if you have fever?

Go to university hospital or have a medical care via “the fever clinic” on the net. Wear a mask when going to the fever clinic. In the hospital, follow the guidance of the medical workers and try to keep more than 1. 5 meters away from others to avoid cross-infection. Tell the medical staff about your activities and contacts with others during the past two weeks.

# 附录 1：

## 大专院校新冠肺炎防控技术方案

### 一、大专院校开学前

知识链接

全国教育系统疫情防控工作视频调度会议召开

1. 学校每日掌握教职员工及学生健康情况，实行“日报告”“零报告”制度，并向主管部门报告。

2. 学校对全体教职员工开展防控制度、个人防护与消毒等知识和技能培训。

3. 开学前对学校进行彻底清洁，对物体表面进行预防性消毒处理，教室开窗通风。

4. 所有外出的教职员工和学生，返回居住地后应当居家隔离 14 天，健康者方可返校。

5. 做好洗手液、手消毒剂、口罩、手套、消毒剂

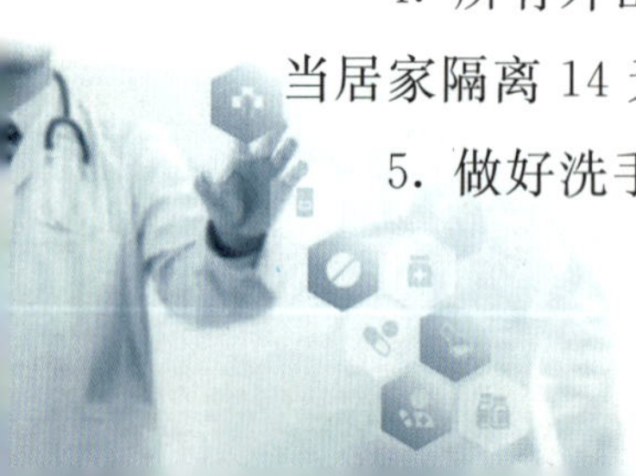

等防控物资的储备。

6. 设立（临时）隔离室，位置相对独立，以备人员出现发热等症状时立即进行暂时隔离。

7. 制定疫情防控应急预案，制度明确，责任到人，并进行培训、演练，校长是本单位疫情防控第一责任人。

**二、大专院校开学后**

8. 每日掌握教职员工及学生健康情况，加强对学生及教职员工的晨、午检工作，实行“日报告”“零报告”制度，并向主管部门报告。

9. 加强物体表面清洁消毒。应当保持教室、宿舍、图书馆、学生实验室、体育活动场所、餐厅等场所环境卫生整洁，每日定期消毒并记录。对门把手、课桌椅、讲台、电脑键盘、鼠标、水龙头、楼梯扶手、宿舍床围栏、室内健身器材、电梯间按钮等高频接触表面，可用有效氯250～500mg/L的含氯消毒剂进行喷洒或擦拭，也可采用消毒湿巾进行擦拭。

10. 加强重点场所地面清洁消毒。应当加强学校食堂、浴室及宿舍地面的清洁，定期消毒并记录。可使用有效氯500mg/L的含氯消毒液擦拭消毒。

11. 各类生活、学习、工作场所（如教室、宿舍、图书馆、学生实验室、体育活动场所、餐厅、教师办公室、洗手间等）加强通风换气。每日通风不少于3次，每次不少于30分钟。课间尽量开窗通风，也可采用机械排风。如使用空调，应当保证空调系统供风安全，保证充足的新风输入，所有排风直接排到室外。

12. 加强餐（饮）具的清洁消毒，餐（饮）具应当一人一具一用一消毒，建议学生自带餐具。餐（饮）具去残渣、清洗后，煮沸或流通蒸汽消毒15分钟；或采用热力消毒柜等消毒方式；或采用有效氯250mg/L的含氯消毒剂浸泡30分钟，消毒后应当将残留消毒剂冲净。

13. 宿舍要定期清洁，讲究个人卫生。被褥及个人衣物要定期晾晒、定期洗涤。如需消毒处理，可煮沸消毒30分钟，或先用有效氯500mg/L的含氯消毒液浸泡30分钟后，再常规清洗。

14. 加强垃圾分类管理，及时收集清运，并做好垃圾盛装容器的清洁，可用有效氯500mg/L的含氯消毒剂定期对其进行消毒处理。

15. 加强个人防护。校门值守人员、清洁人员及食堂工作人员等应当佩戴一次性使用医用口罩或医用外科口罩。食堂工作人员还应穿工作服，并保持工作服清洁，工作服应当定期洗涤、消毒。可煮沸消毒30分钟，或先用500mg/L的含氯消毒液浸泡30分钟，然后常规清洗。清洁消毒人员在配制和使用化学消毒剂时，还应做好个人防护。

16. 严格落实教职员工及学生手卫生措施。餐前、便前便后、接触垃圾、外出归来、使用体育器材、学校电脑等公用物品后、接触动物后、触摸眼睛等“易感”部位之前，接触污染物品之后，均要洗手。洗手时应当采用洗手液或肥皂，在流动水下按照正确洗手法彻底洗净双手，也可使用速干手消毒剂揉搓双手。

17. 加强因病缺勤管理。做好缺勤、早退、请假记录，对因病缺勤的教职员工和学生及时追访和上报。

18. 不应组织大型集体活动。

19. 设立健康宣教课堂，由专人定期对学校内的教职员工和学生进行个人防护与消毒等防控知识宣传和指导。指导教职员工和学生在疫情防控期间避免到人群聚集尤其是空气流动性差的场所，减少不必要的外出。如果外出，应当做好个人防护和手卫生，去人口较为密集的公共场所，乘坐公共交通工具、厢式电梯等必须正确佩戴医用口罩。

## 三、出现疑似感染症状应急处置

20. 教职员工如出现发热、干咳、乏力、鼻塞、流涕、咽痛、腹泻等症状，应当立即上报学校负责人，并及时按规定去定点医院就医。尽量避免乘坐公交、地铁等公共交通工具，前往医院路上和医院内应当全程佩戴医用外科口罩（或其他更高级别的口罩）。

21. 如学生出现发热、干咳、乏力、鼻塞、流涕、咽痛、腹泻等症状，及时向学校报告并采取相应措施。

22. 教职员工或学生中如出现新冠肺炎疑似病例，应当立即向辖区疾病预防控制部门报告，并配合相关部门做好密切接触者的管理。

23. 对共同生活、学习的一般接触者进行风险告知，如出现发热、干咳等呼吸道症状以及腹泻、结膜充血等症状时要及时就医。

24. 由专人负责与接受隔离的教职员工或学生的家长进行联系，掌握其健康状况。

摘自：国务院应对新型冠状病毒肺炎疫情联防联控机制 2020 年 2 月 24 日发布的《关于依法科学精准做好新冠肺炎疫情防控工作的通知》（联防联控机制发〔2020〕28 号）

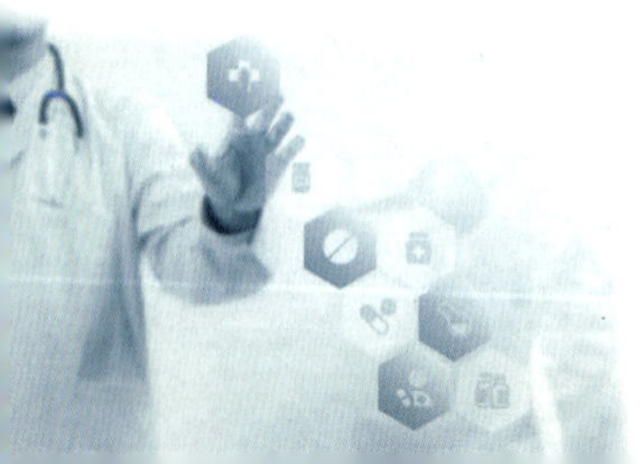

# 附录 2：

## 国家卫生健康委员会就新型冠状病毒感染的肺炎疫情发布公众预防指南

据国家卫生健康委员会消息，1 月 29 日下午，国家卫生健康委员会就新型冠状病毒感染的肺炎疫情预防公众指导建议有关情况召开发布会。会议公布了家庭、公共场所、公共交通等多个版本的新型冠状病毒感染肺炎的预防指南。

知识链接

六大公众预防指南
请务必认真学习

**公众预防指南之一：**

**新型冠状病毒感染的肺炎通用预防指南**

新型冠状病毒感染的肺炎是一种新发疾病，根据目前对该疾病的认识制定本指南，适用于疾病流行期间公众个人预防指导。

一、尽量减少外出活动

（一）避免去疾病正在流行的地区。

（二）建议春节期间减少走亲访友和聚餐，尽量在家休息。

（三）减少到人员密集的公共场所活动，尤其是空气流动性差的地方，例如公共浴池、温泉、影院、网吧、KTV、商场、车站、机场、码头、展览馆等。

二、个人防护和手卫生

（一）外出佩戴口罩。外出前往公共场所、就医和乘坐公共交通工具时，佩戴医用外科口罩或N95口罩。

（二）随时保持手卫生。减少接触公共场所的公共物品和部位；从公共场所返回、咳嗽手捂之后、饭前便后，用洗手液或香皂流水洗手，或者使用含酒精成分的免洗洗手液；不确定手是否清洁时，避免用手接触口鼻眼；打喷嚏或咳嗽时，用手肘衣服遮住口鼻。

三、健康监测与就医

（一）主动做好个人与家庭成员的健康监测，自觉发热时要主动测量体温。家中有小孩的，要早晚摸小孩的额头，如有发热要为其测量体温。

（二）若出现可疑症状，应主动戴上口罩及时就近就医。若出现新型冠状病毒感染可疑症状（包括发热、咳嗽、咽痛、胸闷、呼吸困难、轻度纳差、乏力、精神稍差、恶心呕吐、腹泻、头痛、心慌、结膜炎、轻度四肢或腰背部肌肉酸痛等)，应根据病情，及时到医疗机构就诊。并尽量避免乘坐地铁、公共汽车等交通工具，避免前往人群密集的场所。就诊时应主动告诉医生自己的相关疾病流行地区的旅行居住史，以及发病后接触过什么人，配合医生开展相关调查。

四、保持良好卫生和健康习惯

(一) 居室勤开窗，经常通风。

(二) 家庭成员不共用毛巾，保持家居、餐具清洁，勤晒衣被。

(三) 不随地吐痰，口鼻分泌物用纸巾包好，弃置于有盖垃圾箱内。

(四) 注意营养，适度运动。

(五) 不要接触、购买和食用野生动物 (即野味)；尽量避免前往售卖活体动物 (禽类、海产品、野生动物等) 的市场。

(六) 家庭备置体温计、医用外科口罩或 N95 口罩、家用消毒用品等物资。

**公众预防指南之二：**

## 有疾病流行地区居住旅行史人员<br>新型冠状病毒感染的肺炎预防指南

新型冠状病毒感染的肺炎是一种新发疾病，根据目前对该疾病的认识制定本指南，适用于在两周内有疾病流行地区居住、旅行史的人员。

（一）尽快到所在村支部或社区进行登记，减少外出活动，尤其是避免到人员密集的公共场所活动。

（二）从离开疾病流行地区的时间开始，连续14天进行自我健康状况监测，每天两次。条件允许时，尽量单独居住或居住在通风良好的单人房间，并尽量减少与家人的密切接触。

（三）若出现可疑症状（包括发热、咳嗽、咽痛、胸闷、呼吸困难、轻度纳差、乏力、精神稍差、恶心呕吐、腹泻、头痛、心慌、结膜炎、轻度四肢或腰背部肌肉酸痛等），应根据病情及时就诊。就医途中具体指导建议如下：

1. 前往医院的路上，病人应该佩戴医用外科口罩或N95口罩。

2. 如果可以，应避免乘坐公共交通工具前往医院，路上打开车窗。

3. 时刻佩戴口罩和随时保持手卫生。在路上和医院时，尽可能远离其他人（至少1米）。

4. 若路途中污染了交通工具，建议使用含氯消毒剂或过氧乙酸消毒剂，对所有被呼吸道分泌物或体液污染的表面进行消毒。

## 公众预防指南之三：

## 家庭新型冠状病毒感染的肺炎预防指南

新型冠状病毒感染的肺炎是一种新发疾病，根据目前对该疾病的认识制定本指南，适用于家庭场所。

一、日常预防

（一）避免去疾病正在流行的地区。

（二）减少到人员密集的公共场所活动，尤其是空气流动性差的地方，例如公共浴池、温泉、影院、网吧、KTV、商场、车站、机场、码头、展览馆等。

（三）不要接触、购买和食用野生动物（即野味），避免前往售卖活体动物（禽类、海产品、野生动物等）的市场，禽肉蛋要充分煮熟后食用。

（四）居室保持清洁，勤开窗，经常通风。

（五）随时保持手卫生。减少接触公共场所的公共物品和部位；从公共场所返回、咳嗽用手捂之后、饭前便后，用洗手液或香皂流水洗手，或者使用含酒精成分的免洗洗手液；不确定手是否清洁时，避免用手接触口鼻眼；打喷嚏或咳嗽时用手肘衣服遮住口鼻。

（六）外出佩戴口罩。外出前往公共场所、就医和乘坐公共交通工具时，应佩戴医用外科口罩或 N95 口罩。

（七）保持良好卫生和健康习惯。家庭成员不共用毛巾，保持家居、餐具清洁，勤晒衣被。不随地吐痰，口鼻分泌物用纸巾包好，弃置于有盖垃圾箱内。注意营养，勤运动。

（八）主动做好个人及家庭成员的健康监测。自觉发热时要主动测量体温。家中有小孩的，要早晚摸小孩的额头，如有发热要为其测量体温。

（九）准备常用物资。家庭备置体温计、一次性口罩、家庭用的消毒用品等物资。

二、家庭成员出现可疑症状时的建议

（一）若出现新型冠状病毒感染的肺炎可疑症状（如发热、咳嗽、咽痛、胸闷、呼吸困难、轻度纳差、乏力、精神稍差、恶心呕吐、腹泻、头痛、心慌、结膜炎、轻度四肢或腰背部肌肉酸痛等症状），应根据病情及时就医。

（二）避免乘坐地铁、公共汽车等公共交通工具，避免前往人群密集的场所。

（三）就诊时应主动告诉医生自己的相关疾病流行地区的旅行居住史，以及发病后接触过什么人，配合医生开展相关调查。

（四）患者的家庭成员应佩戴口罩，与无症状的其他家庭成员保持距离，避免近距离接触。

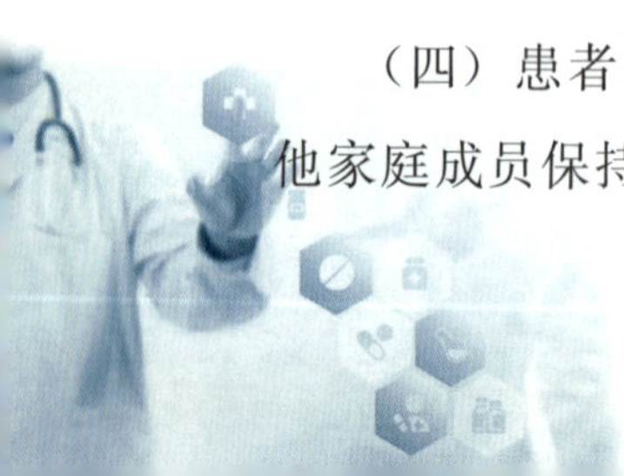

（五）若家庭中有人被诊断为新型冠状病毒感染的肺炎，其他家庭成员如果经判定为密切接触者，应接受 14 天医学观察。

（六）对有症状的家庭成员经常接触的地方和物品进行消毒。

**公众预防指南之四：**

## 公共场所新型冠状病毒感染的肺炎预防指南

新型冠状病毒感染的肺炎是一种新发疾病，根据目前对该疾病的认识制定本指南，适用于商场、餐馆、影院、KTV、网吧、公共浴池、体育馆、展览馆、火车站、地铁站、飞机场、公交汽车站等公共场所。

（一）公共场所工作人员要自行健康监测，若出现新型冠状病毒感染的可疑症状（如发热、咳嗽、咽痛、胸闷、呼吸困难、轻度纳差、乏力、精神稍差、恶心呕吐、腹泻、头痛、心慌、结膜炎、轻度四肢或腰背部肌肉酸痛等），不要带病上班。

（二）若发现新型冠状病毒感染的可疑症状者，工作人员应要求其离开。

（三）公用物品及公共接触物品或部位要定期清洗和消毒。

（四）保持公共场所内空气流通。保证空调系统或排气扇运转正常，定期清洗空调滤网，加强开窗通风换气。

（五）洗手间要配备足够的洗手液，保证水龙头等供水设施正常工作。

（六）保持环境卫生清洁，及时清理垃圾。

（七）疾病流行地区，公众应尽量减少前往公共场所，尤其避免前往人流密集和空气流通较差的地方。

**公众预防指南之五：**

## 公共交通工具新型冠状病毒感染的肺炎预防指南

新型冠状病毒感染的肺炎是一种新发疾病，根据目前对该疾病的认识制定本指南，适用于飞机、火车、地铁、公共汽车和轮船等公共交通工具。

（一）发生疾病流行地区的公共交通工具在岗工作人员应佩戴医用外科口罩或 N95 口罩，并每日做好健康监测。

（二）公共交通工具建议备置体温计、口罩等物品。

（三）增加公共交通工具清洁与消毒频次，做好清洁消毒工作记录和标识。

（四）保持公共交通工具良好的通风状态。

（五）保持车站、车厢内的卫生整洁，及时清理垃圾。

（六）做好人员工作与轮休安排，确保司乘人员得到足够休息。

**公众预防指南之六：**

## 病例密切接触者的居家医学观察指南

新型冠状病毒感染的肺炎确诊病例的密切接触者应从和病人接触的最后一天起采取医学观察 14 天。在家中观察期间需与医学观察人员保持联系，并需要了解病情观察和护理要点，掌握家庭预防的洗手、通风、防护和消毒措施。

在居家医学观察期间的具体建议如下：

（一）将密切接触者安置在通风良好的单人房间，拒绝一切探访。

（二）限制密切接触者活动，最小化密切接触者和家庭成员活动共享区域。确保共享区域（厨房、浴室等）通风良好（保持窗户开启）。

（三）家庭成员应住在不同房间，如条件不允许，和密切接触者至少保持 1 米距离。哺乳期母亲可继续母乳喂养婴儿。

（四）其他家庭成员进入密切接触者居住空间时应佩戴口罩，口罩需紧贴面部，在居住空间中不要触碰和调整口罩。口罩因分泌物变湿、变脏，必须立即更换。摘下并丢弃口罩之后，进行双手清洗。

（五）与密切接触者有任何直接接触，或离开密切接触者居住空间后，需清洁双手。准备食物、饭前便后也均应清洁双手。如果双手不是很脏，可用酒精免洗液清洁。如双手比较脏，则使用肥皂和清水清洗。（注意酒精使用安全，如意外吞食或引发火灾）

（六）使用肥皂和清水洗手时，最好使用一次性擦手纸。如果没有，用洁净的毛巾擦拭，毛巾变湿时需要更换。

（七）偶然咳嗽或打喷嚏时用来捂住口鼻的材料可直接丢弃，或者使用之后正确清洗（如用普通的肥皂/洗涤剂和清水清洗手帕）。

（八）家属应尽量减少与密切接触者及其用品接触。如避免共用牙刷、香烟、餐具、饭菜、饮料、毛巾、浴巾、床单等。餐具使用后应使用洗涤剂和清水清洗。

（九）推荐使用含氯消毒剂和过氧乙酸消毒剂，每天频繁清洁、消毒家庭成员经常触碰的物品，如床头柜、床架及其他卧室家具。至少每天清洁、消毒浴室和厕所表面一次。

（十）使用普通洗衣皂和清水清洗密切接触者衣

物、床单、浴巾、毛巾等，或者用洗衣机以 60～90 摄氏度和普通家用洗衣液清洗，然后完全干燥上述物品。将密切接触者使用的床品放入洗衣袋。不要甩动衣物，避免直接接触皮肤和自己的衣服。

（十一）戴好一次性手套和保护性衣物（如塑料围裙）再去清洁和触碰被密切接触者的人体分泌物污染的物体表面、衣物或床品。戴手套前、脱手套后要进行双手清洁及消毒。

（十二）若确诊病例的密切接触者出现可疑症状，包括发热、咳嗽、咽痛、胸闷、呼吸困难、轻度纳差、乏力、精神稍差、恶心呕吐、腹泻、头痛、心慌、结膜炎、轻度四肢或腰背部肌肉酸痛等，应立即就医。具体指导建议如下：

1. 前往医院的路上，病人应该佩戴医用外科口罩或 N95 口罩。

2. 如果可以，避免乘坐公共交通工具前往医院，路上打开车窗。

3. 时刻佩戴口罩和随时保持手卫生。在路上和医院时，尽可能远离其他人（至少 1 米）。

4. 若路途中污染了交通工具，建议使用含氯消毒剂或过氧乙酸消毒剂，对所有被呼吸道分泌物或体液污染的表面进行消毒。

# 附录3：

## 新型冠状病毒肺炎诊疗方案（试行第九版）

知识链接

《新型冠状病毒肺炎诊疗方案（试行第九版）》修订要点

为进一步做好新型冠状病毒肺炎（COVID-19）诊疗工作，我们组织专家对《新型冠状病毒肺炎诊疗方案（试行第八版修订版）》相关内容进行修订，形成《新型冠状病毒肺炎诊疗方案（试行第九版）》。

### 一、病原学特点

新型冠状病毒（SARS-CoV-2）属于β属的冠状病毒，有包膜，颗粒呈圆形或椭圆形，直径60～140nm。具有5个必需基因，分别针对核蛋白（N）、病毒包膜（E）、基质蛋白（M）和刺突蛋白（S）4种结构蛋白及RNA依赖性的RNA

聚合酶（RdRp）。核蛋白（N）包裹RNA基因组构成核衣壳，外面围绕着病毒包膜（E），病毒包膜包埋有基质蛋白（M）和刺突蛋白（S）等蛋白。刺突蛋白通过结合血管紧张素转化酶2（ACE-2）进入细胞。体外分离培养时，新型冠状病毒96个小时左右即可在人呼吸道上皮细胞内发现，而在Vero E6和Huh-7细胞系中分离培养约需4～6天。

与其他病毒一样，新型冠状病毒基因组也会发生变异，某些变异会影响病毒生物学特性，如S蛋白与ACE-2亲和力的变化将会影响病毒入侵细胞、复制、传播的能力，康复者恢复期和疫苗接种后抗体的产生，以及抗体药物的中和能力，进而引起广泛关注。世界卫生组织（WHO）提出的“关切的变异株”（variant of concern，VOC）有5个，分别为阿尔法（Alpha）、贝塔（Beta）、伽玛（Gamma）、德尔塔（Delta）和奥密克戎（Omicron）。目前Omicron株感染病例已取代Delta株成为主要流行株。现有证据显示Omicron株传播力强于Delta株，致病力有所减弱，我国境内常规使用的PCR检测诊断准确性未受到影响，但可能降低了一些单克隆抗体药物对其中和作用。

冠状病毒对紫外线和热敏感，56℃ 30分钟、乙醚、75%乙醇、含氯消毒剂、过氧乙酸和氯仿等脂溶剂均可有效灭活病毒，氯己定不能有效灭活病毒。

## 二、流行病学特点

### （一）传染源

传染源主要是新型冠状病毒感染者，在潜伏期即有传染性，发病后5天内传染性较强。

### （二）传播途径

1. 经呼吸道飞沫和密切接触传播是主要的传播途径。

2. 在相对封闭的环境中经气溶胶传播。

3. 接触被病毒污染的物品后也可造成感染。

### （三）易感人群

人群普遍易感。感染后或接种新型冠状病毒疫苗后可获得一定的免疫力。

## 三、病理改变

以下为新型冠状病毒肺炎疫情早期病例主要器官病理学改变和新型冠状病毒检测结果（不包括基础疾病病变）。

### （一）肺脏

早期和较轻病变区见肺泡腔内浆液、纤维蛋白渗出以及透明膜形成，炎细胞以单核细胞和淋巴细胞为主；肺泡隔毛细血管充血。随病变进展和加重，大量单核细胞/巨噬细胞和纤维蛋白充满肺泡腔；Ⅱ型肺泡上皮细胞增生、部分细胞脱落，可见多核巨细胞，偶见红染包涵体。易见肺血管炎、血栓形成（混合血栓、透明血栓），可见血栓栓塞。肺内各级支气管黏膜部分上皮脱落，腔内可见渗出物和黏液。小支气管和细支气管易见黏液栓形成。肺组织易见灶性出血，可见出血性梗死、细菌和（或）真菌感染。部分肺泡过度充气、肺泡隔断裂或囊腔形成。病程较长的病例，见肺泡腔渗出物肉质变和肺间质纤维化。

电镜下支气管黏膜上皮和Ⅱ型肺泡上皮细胞胞质内见冠状病毒颗粒。免疫组化染色显示部分支气管黏膜上皮、肺泡上皮细胞和巨噬细胞呈新型冠状病毒抗原免疫染色和核酸检测阳性。

（二）脾脏、肺门淋巴结和骨髓

脾脏缩小。白髓萎缩，淋巴细胞数量减少、部分细胞坏死；红髓充血、灶性出血，脾脏内巨噬细胞增生并可见吞噬现象；易见脾脏贫血性梗死。淋巴结淋巴细胞数量减少，可见坏死。免疫组化染色显示脾脏和淋巴结内CD4＋T和CD8＋T细胞均减少。淋巴结组织新型冠状病毒核酸检测可呈阳性，巨噬细胞新型冠状病毒抗原免疫染色可见阳性。骨髓造血细胞或增生或数量减少，粒红比例增高；偶见噬血现象。

（三）心脏和血管

部分心肌细胞可见变性、坏死，间质充血、水肿，可见少数单核细胞、淋巴细胞和（或）中性粒细胞浸润。新型冠状病毒核酸检测偶见阳性。

全身主要部位小血管可见内皮细胞脱落、内膜或全层炎症；可见血管内混合血栓形成、血栓栓塞及相应部位的梗死。主要脏器微血管易见透明血栓形成。

（四）肝脏和胆囊

肝细胞变性、灶性坏死伴中性粒细胞浸润；肝血窦充血，汇管区见淋巴细胞和单核细胞浸润及微血栓形成。胆囊高度充盈，胆囊黏膜上皮脱落。肝脏和胆囊新型冠状病毒核酸检测可见阳性。

（五）肾脏

肾小球毛细血管充血，偶见节段性纤维素样坏死；球囊腔内见蛋白性渗出物。近端小管上皮变性，部分坏死、脱落，远端小管易见管型。肾间质充血，可见微血栓形成。肾组织新型冠状病毒核酸检测偶见阳性。

（六）其他器官

脑组织充血、水肿，部分神经元变性、缺血性改变和脱失，可见噬节现象和卫星现象。可见血管周围间隙单核细胞和淋巴细胞浸润。肾上腺见灶性坏死。

食管、胃和肠黏膜上皮不同程度变性、坏死、脱落，固有层和黏膜下单核细胞、淋巴细胞浸润。肾上腺可见皮质细胞变性，灶性出血和坏死。睾丸见不同程度的生精细胞数量减少，Sertoli 细胞和 Leydig 细胞变性。

鼻咽和胃肠黏膜及睾丸和唾液腺等器官可检测到新型冠状病毒。

## 四、临床特点

### （一）临床表现

潜伏期 1～14 天，多为 3～7 天。

以发热、干咳、乏力为主要表现。部分患者可以鼻塞、流涕、咽痛、嗅觉味觉减退或丧失、结膜炎、肌痛和腹泻等为主要表现。重症患者多在发病一周后出现呼吸困难和（或）低氧血症，严重者可快速进展为急性呼吸窘迫综合征、脓毒症休克、难以纠正的代谢性酸中毒和出凝血功能障碍及多器官功能衰竭等。极少数患者还可有中枢神经系统受累及肢端缺血性坏死等表现。值得注意的是重型、危重型患者病程中可为中低热，甚至无明显发热。

轻型患者可表现为低热、轻微乏力、嗅觉及味觉障碍等，无肺炎表现。在感染新型冠状病毒后也可无明显临床症状。

曾接种过疫苗者及感染 Omicron 株者以无症状及轻症为主。有临床症状者主要表现为中低度发热、咽干、咽痛、鼻塞、流涕等上呼吸道感染症状。

多数患者预后良好，少数患者病情危重，多见于老年人、有慢性基础疾病者、晚期妊娠和围产期女性、肥胖人群。

儿童病例症状相对较轻，部分儿童及新生儿病例症状可不典型，表现为呕吐、腹泻等消化道症状或仅表现为反应差、呼吸急促。极少数儿童可有多系统炎症综合征（MIS－C），出现类似川崎病或不典型川崎病表现、中毒性休克综合征或巨噬细胞活化综合征等，多发生于恢复期。主要表现为发热伴皮疹、非化脓性结膜炎、黏膜炎症、低血压或休克、凝血障碍、急性消化道症状等。一旦发生，病情可在短期内急剧恶化。

### （二）实验室检查

1. 一般检查。

发病早期外周血白细胞总数正常或减少，可见淋巴细胞计数减少，部分患者可出现肝酶、乳酸脱氢酶、肌酶、肌红蛋白、肌钙蛋白和铁蛋白增高。多数患者 C 反应蛋白（CRP）和血沉升高，降钙素原（PCT）正常。重型、危重型患者可见 D－二聚体升高、外周血淋巴细胞进行性减少，炎症因子升高。

2. 病原学及血清学检查。

（1）病原学检查：采用核酸扩增检测方法在鼻、口咽拭子、痰和其他下呼吸道分泌物、粪便等标本检测新型冠状病毒核酸。核酸检测会受到病程、标本采集、检测过程、检测试剂等因素的影响，为提高检测准确性，应规范采集标本，标本采集后尽快送检。

（2）血清学检查：新型冠状病毒特异性 IgM 抗体、IgG 抗体阳性，发病 1 周内阳性率均较低。

由于试剂本身阳性判断值原因，或者体内存在干扰物质（类风湿因子、嗜异性抗体、补体、溶菌酶等），或者标本原因（标本溶血、标本被细菌污染、标本贮存时间过长、标本凝固不全等），抗体检测可能会出现假阳性。一般不单独以血清学检测作为诊断依据，需结合流行病学史、临床表现和基础疾病等情况进行综合判断。

（三）胸部影像学

早期呈现多发小斑片影及间质改变，以肺外带明显。进而发展为双肺多发磨玻璃影、浸润影，严重者可出现肺实变，胸腔积液少见。MIS－C 时，心功能不全患者可见心影增大和肺水肿。

## 五、诊断

### （一）诊断原则

根据流行病学史、临床表现、实验室检查等综合分析，作出诊断。新型冠状病毒核酸检测阳性为确诊的首要标准。

未接种新型冠状病毒疫苗者，新型冠状病毒特异性抗体检测可作为诊断的参考依据。接种新型冠状病毒疫苗者和既往感染新型冠状病毒者，原则上抗体不作为诊断依据。

### （二）诊断标准

1\. 疑似病例

有下述流行病学史中的任何 1 条，且符合临床表现中任意 2 条。

无明确流行病学史的，符合临床表现中的 3 条；或符合临床表现中任意 2 条，同时新型冠状病毒特异性 IgM 抗体阳性（近期接种过新型冠状病毒疫苗者不作为参考指标）。

（1）流行病学史

① 发病前 14 天内有病例报告社区的旅行史或居住史；

② 发病前 14 天内与新型冠状病毒感染者有接

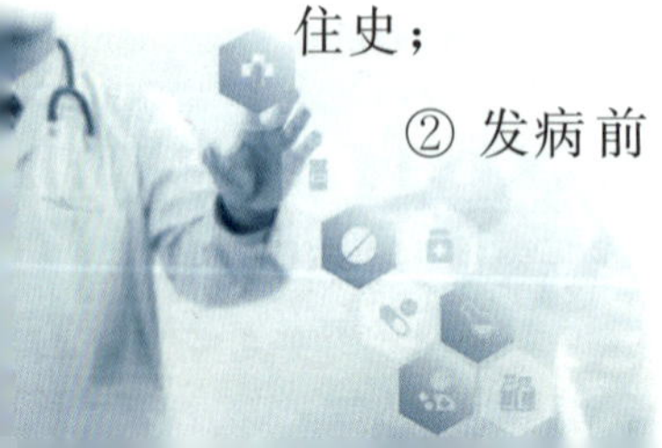

触史；

③ 发病前 14 天内曾接触过来自有病例报告社区的发热或有呼吸道症状的患者；

④ 聚集性发病（14 天内在小范围如家庭、办公室、学校班级等场所，出现 2 例及以上发热和/或呼吸道症状的病例）。

（2）临床表现

① 发热和（或）呼吸道症状等新型冠状病毒肺炎相关临床表现；

② 具有上述新型冠状病毒肺炎影像学特征；

③ 发病早期白细胞总数正常或降低，淋巴细胞计数正常或减少。

2. 确诊病例

疑似病例具备以下病原学或血清学证据之一者：

（1）新型冠状病毒核酸检测阳性；

（2）未接种新型冠状病毒疫苗者新型冠状病毒特异性 IgM 抗体和 IgG 抗体均为阳性。

## 六、临床分型

### （一）轻型

临床症状轻微，影像学未见肺炎表现。

### （二）普通型

具有上述临床表现，影像学可见肺炎表现。

（三）重型

成人符合下列任何一条：

1. 出现气促，RR≥30 次/分；

2. 静息状态下，吸空气时指氧饱和度≤93%；

3. 动脉血氧分压（$PaO_2$）/吸氧浓度（$FiO_2$）≤300mmHg（1mmHg=0.133kPa）；

高海拔（海拔超过 1000 米）地区应根据以下公式对 $PaO_2/FiO_2$ 进行校正：$PaO_2/FiO_2$ ×［760/大气压(mmHg)］。

4. 临床症状进行性加重，肺部影像学显示 24～48 小时内病灶明显进展>50%者。

儿童符合下列任何一条：

1. 持续高热超过 3 天；

2. 出现气促（<2 月龄，RR≥60 次/分；2～12 月龄，RR≥50 次/分；1～5 岁，RR≥40 次/分；>5 岁，RR≥30 次/分），除外发热和哭闹的影响；

3. 静息状态下，吸空气时指氧饱和度≤93%；

4. 辅助呼吸（鼻翼扇动、三凹征）；

5. 出现嗜睡、惊厥；

6. 拒食或喂养困难，有脱水征。

（四）危重型

符合以下情况之一者：

1. 出现呼吸衰竭，且需要机械通气；

2. 出现休克；

3. 合并其他器官功能衰竭需 ICU 监护治疗。

## 七、重型/危重型高危人群

（一）大于 60 岁老年人；

（二）有心脑血管疾病（含高血压）、慢性肺部疾病、糖尿病、慢性肝脏、肾脏疾病、肿瘤等基础疾病者；

（三）免疫功能缺陷（如艾滋病患者、长期使用皮质类固醇或其他免疫抑制药物导致免疫功能减退状态）；

（四）肥胖（体质指数≥30）；

（五）晚期妊娠和围产期女性；

（六）重度吸烟者。

## 八、重型/危重型早期预警指标

（一）成人

有以下指标变化应警惕病情恶化：

1. 低氧血症或呼吸窘迫进行性加重；

2. 组织氧合指标（如指氧饱和度、氧合指数）恶化或乳酸进行性升高；

3. 外周血淋巴细胞计数进行性降低或炎症因子如

白细胞介素 6（IL－6）、CRP、铁蛋白等进行性上升；

4. D－二聚体等凝血功能相关指标明显升高；

5. 胸部影像学显示肺部病变明显进展。

（二）儿童

1. 呼吸频率增快；

2. 精神反应差、嗜睡；

3. 乳酸进行性升高；

4. CRP、PCT、铁蛋白等炎症因子明显升高；

5. 影像学显示双侧或多肺叶浸润、胸腔积液或短期内病变快速进展；

6. 有基础疾病（先天性心脏病、支气管肺发育不良、呼吸道畸形、异常血红蛋白、重度营养不良等）、有免疫缺陷或低下（长期使用免疫抑制剂）和新生儿。

## 九、鉴别诊断

（一）新型冠状病毒肺炎轻型表现需与其他病毒引起的上呼吸道感染相鉴别。

（二）新型冠状病毒肺炎主要与流感病毒、腺病毒、呼吸道合胞病毒等其他已知病毒性肺炎及肺炎支原体感染鉴别，尤其是对疑似病例要尽可能采取快速抗原检测、多重 PCR 核酸检测等方法，对常见呼吸道病原体进行检测。

（三）还要与非感染性疾病，如血管炎、皮肌炎和

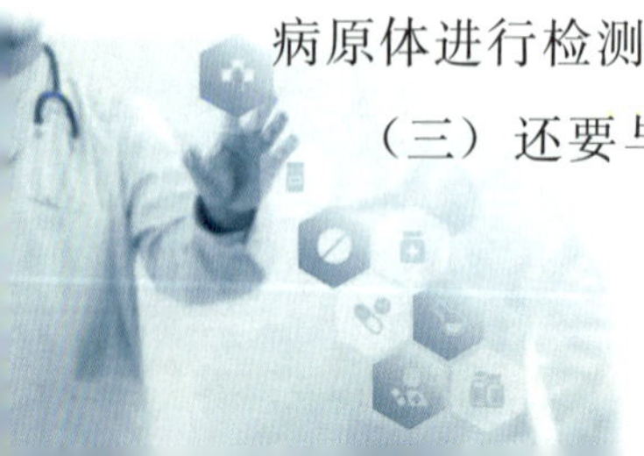

机化性肺炎等鉴别。

（四）儿童患者出现皮疹、黏膜损害时，需与川崎病鉴别。

（五）与新型冠状病毒感染者有密切接触者，即便常见呼吸道病原检测阳性，也应及时进行新型冠状病毒病原学检测。

## 十、病例的发现与报告

各级各类医疗机构发现符合病例定义的疑似病例或新型冠状病毒抗原检测结果为阳性者，应立即采集标本进行核酸检测或闭环转运至有条件的上级医疗机构进行核酸检测，期间单人单间隔离。核酸检测结果为阳性者，进行集中隔离管理或送至定点医院治疗，并按照规定进行网络直报。

连续两次新型冠状病毒核酸检测阴性（采样时间至少间隔 24 小时），可排除疑似病例诊断。

## 十一、治疗

### （一）根据病情确定隔离管理和治疗场所

1. 轻型病例实行集中隔离管理，相关集中隔离场所不能同时隔离入境人员、密切接触者等人群。隔离管理期间应做好对症治疗和病情监测，如病情加重，应转至定点医院治疗。

2. 普通型、重型、危重型病例和有重型高危因素的病例应在定点医院集中治疗，其中重型、危重型病例应当尽早收入 ICU 治疗，有高危因素且有重症倾向的患者也宜收入 ICU 治疗。

（二）一般治疗

1. 卧床休息，加强支持治疗，保证充分能量和营养摄入；注意水、电解质平衡，维持内环境稳定。

2. 密切监测生命体征，特别是静息和活动后的指氧饱和度等。

3. 根据病情监测血常规、尿常规、CRP、生化指标（肝酶、心肌酶、肾功能等）、凝血功能、动脉血气分析、胸部影像学等。有条件者可行炎症因子检测。

4. 根据病情给予规范有效氧疗措施，包括鼻导管、面罩给氧和经鼻高流量氧疗。

5. 抗菌药物治疗：避免盲目或不恰当使用抗菌药物，尤其是联合使用广谱抗菌药物。

（三）抗病毒治疗

1. PF－07321332/利托那韦片（Paxlovid）。适用人群为发病 5 天以内的轻型和普通型且伴有进展为重型高风险因素的成人和青少年（12～17 岁，体重≥40kg）。用法：300mg PF－07321332 与 100mg 利托那韦同时服用，每 12 小时一次，连续服用 5 天。使用前应详细阅读说明书，不得与哌替啶、雷诺嗪等高度依赖 CYP3A 进行清除且其血浆浓度升高会导致严重和/或危及生命的不良反应的药物联用。

2. 单克隆抗体：安巴韦单抗/罗米司韦单抗注射液。联合用于治疗轻型和普通型且伴有进展为重型高风险因素的成人和青少年（12～17 岁，体重≥40kg）患者。用法：二药的剂量分别为 1000mg。在给药前两种药品分别以 100ml 生理盐水稀释后，经静脉序贯输注给药，以不高于 4ml/min 的速度静脉滴注，之间使用生理盐水 100ml 冲管。在输注期间对患者进行临床监测，并在输注完成后对患者进行至少 1 小时的观察。

3. 静注 COVID-19 人免疫球蛋白。可在病程早期用于有高危因素、病毒载量较高、病情进展较快的患者。使用剂量为轻型 100mg/kg，普通型 200mg/kg，重型 400mg/kg，静脉输注，根据患者病情改善情况，次日可再次输注，总次数不超过 5 次。

4. 康复者恢复期血浆。可在病程早期用于有高危因素、病毒载量较高、病情进展较快的患者。输注剂量为 200～500ml（4～5ml/kg），可根据患者个体情况及病毒载量等决定是否再次输注。

（四）免疫治疗

1. 糖皮质激素。对于氧合指标进行性恶化、影像学进展迅速、机体炎症反应过度激活状态的重型和危重型患者，酌情短期内（不超过10日）使用糖皮质激素，建议地塞米松5mg/日或甲泼尼龙40mg/日，避免长时间、大剂量使用糖皮质激素，以减少副作用。

2. 白细胞介素6（IL－6）抑制剂：托珠单抗。对于重型、危重型且实验室检测IL－6水平升高者可试用。用法：首次剂量4～8mg/kg，推荐剂量400mg，生理盐水稀释至100ml，输注时间大于1小时；首次用药疗效不佳者，可在首剂应用12小时后追加应用一次（剂量同前），累计给药次数最多为2次，单次最大剂量不超过800mg。注意过敏反应，有结核等活动性感染者禁用。

（五）抗凝治疗

用于具有重症高危因素、病情进展较快的普通型，重型和危重型患者，无禁忌证情况下可给予治疗剂量的低分子肝素或普通肝素。发生血栓栓塞事件时，按照相应指南进行治疗。

（六）俯卧位治疗

具有重症高危因素、病情进展较快的普通型，重型和危重型患者，应当给予规范的俯卧位治疗，建议每天不少于12小时。

（七）心理干预

患者常存在紧张焦虑情绪，应当加强心理疏导，必要时辅以药物治疗。

（八）重型、危重型支持治疗

1. 治疗原则：在上述治疗的基础上，积极防治并发症，治疗基础疾病，预防继发感染，及时进行器官功能支持。

2. 呼吸支持：

（1）鼻导管或面罩吸氧

$PaO_2/FiO_2$ 低于300mmHg的重型患者均应立即给予氧疗。接受鼻导管或面罩吸氧后，短时间（1～2小时）密切观察，若呼吸窘迫和（或）低氧血症无改善，应使用经鼻高流量氧疗（HFNC）或无创通气（NIV）。

（2）经鼻高流量氧疗或无创通气

$PaO_2/FiO_2$ 低于200mmHg应给予经鼻高流量氧疗（HFNC）或无创通气（NIV）。接受HFNC或NIV的患者，无禁忌证的情况下，建议同时实施俯卧位通气，即清醒俯卧位通气，俯卧位治疗时间每天应大于12小时。

部分患者使用HFNC或NIV治疗的失败风险高，

需要密切观察患者的症状和体征。若短时间（1～2 小时）治疗后病情无改善，特别是接受俯卧位治疗后，低氧血症仍无改善，或呼吸频数、潮气量过大或吸气努力过强等，往往提示 HFNC 或 NIV 治疗疗效不佳，应及时进行有创机械通气治疗。

（3）有创机械通气

一般情况下，$PaO_2/FiO_2$ 低于 150mmHg，特别是吸气努力明显增强的患者，应考虑气管插管，实施有创机械通气。但鉴于重型、危重型患者低氧血症的临床表现不典型，不应单纯把 $PaO_2/FiO_2$ 是否达标作为气管插管和有创机械通气的指征，而应结合患者的临床表现和器官功能情况实时进行评估。值得注意的是，延误气管插管，带来的危害可能更大。

早期恰当的有创机械通气治疗是危重型患者重要的治疗手段。实施肺保护性机械通气策略。对于中重度急性呼吸窘迫综合征患者，或有创机械通气 $FiO_2$ 高于 50%时，可采用肺复张治疗，并根据肺复张的反应性，决定是否反复实施肺复张手法。应注意部分新型冠状病毒肺炎患者肺可复张性较差，应避免过高的 PEEP 导致气压伤。

（4）气道管理

加强气道湿化，建议采用主动加热湿化器，有条

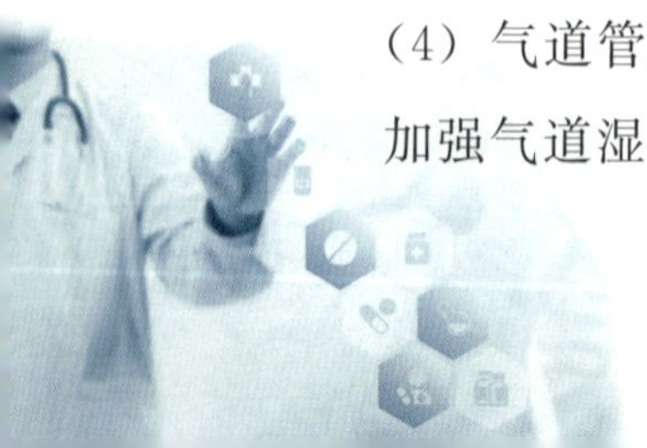

件的使用环路加热导丝保证湿化效果；建议使用密闭式吸痰，必要时气管镜吸痰；积极进行气道廓清治疗，如振动排痰、高频胸廓振荡、体位引流等；在氧合及血流动力学稳定的情况下，尽早开展被动及主动活动，促进痰液引流及肺康复。

（5）体外膜肺氧合（ECMO）

ECMO 启动时机。在最优的机械通气条件下（$FiO_2 \geq 80\%$，潮气量为 6ml/kg 理想体重，PEEP≥$5cmH_2O$，且无禁忌证），且保护性通气和俯卧位通气效果不佳，并符合以下之一，应尽早考虑评估实施 ECMO：

① $PaO_2/FiO_2<50mmHg$ 超过 3 小时；

② $PaO_2/FiO_2<80mmHg$ 超过 6 小时；

③ 动脉血 pH<7.25 且 $PaCO_2>60mmHg$ 超过 6 小时，且呼吸频率>35 次/分；

④ 呼吸频率>35 次/分时，动脉血 pH<7.2 且平台压>$30cmH_2O$。

符合 ECMO 指征，且无禁忌证的危重型患者，应尽早启动 ECMO 治疗，避免延误时机，导致患者预后不良。

ECMO 模式选择。仅需呼吸支持时选用静脉-静脉方式 ECMO（VV - ECMO），是最为常用的方式；

需呼吸和循环同时支持则选用静脉-动脉方式 ECMO（VA－ECMO）；VA－ECMO 出现头臂部缺氧时可采用静脉-动脉-静脉方式 ECMO（VAV－ECMO）。实施 ECMO 后，严格实施肺保护性肺通气策略。推荐初始设置：潮气量＜4～6ml/kg 理想体重，平台压≤25cm$H_2O$，驱动压＜15cm$H_2O$，PEEP5～15cm$H_2O$，呼吸频率 4～10 次/分，$FiO_2$＜50%。对于氧合功能难以维持或吸气努力强、双肺重力依赖区实变明显、或需气道分泌物引流的患者，应积极俯卧位通气。

儿童心肺代偿能力较成人弱，对缺氧更为敏感，需要应用比成人更积极的氧疗和通气支持策略，指征应适当放宽；不推荐常规应用肺复张。

3. 循环支持：危重型患者可合并休克，应在充分液体复苏的基础上，合理使用血管活性药物，密切监测患者血压、心率和尿量的变化，以及乳酸和碱剩余。必要时进行血流动力学监测。

4. 急性肾损伤和肾替代治疗：危重型患者可合并急性肾损伤，应积极寻找病因，如低灌注和药物等因素。在积极纠正病因的同时，注意维持水、电解质、酸碱平衡。连续性肾替代治疗（CRRT）的指征包括：①高钾血症；②严重酸中毒；③利尿剂无效的肺水肿或水负荷过多。

5. 儿童多系统炎症综合征（MIS－C）：治疗原则是多学科合作，尽早抗炎、纠正休克和出凝血功能障碍、脏器功能支持，必要时抗感染治疗。无休克者首选静脉用丙种球蛋白（IVIG），2g/kg，病情无好转时加用甲泼尼龙1～2mg/kg/日或托珠单抗等强化治疗；合并休克者首选静脉用丙种球蛋白（IVIG）联合甲泼尼龙1～2mg/kg/日；难治性重症患儿应用大剂甲泼尼龙冲击（10～30mg/kg/日）或加用托珠单抗等免疫治疗。

6. 重型或危重型妊娠患者：应多学科评估继续妊娠的风险，必要时终止妊娠，剖宫产为首选。

7. 营养支持：应加强营养风险评估，首选肠内营养，保证热量25～30千卡/kg/日、蛋白质＞1.2g/kg/日摄入，必要时加用肠外营养。可使用肠道微生态调节剂，维持肠道微生态平衡，预防继发细菌感染。

（九）中医治疗

本病属于中医“疫”病范畴，病因为感受“疫戾”之气，各地可根据病情、证候及气候等情况，参照下列方案进行辨证论治。涉及超药典剂量，应当在医师指导下使用。

1. 医学观察期

临床表现1：乏力伴胃肠不适

推荐中成药：藿香正气胶囊（丸、水、口服液）

临床表现 2：乏力伴发热

推荐中成药：金花清感颗粒、连花清瘟胶囊（颗粒）、疏风解毒胶囊（颗粒）

2. 临床治疗期（确诊病例）

2.1　清肺排毒汤、清肺排毒颗粒

适用范围：结合多地医生临床观察，适用于轻型、普通型、重型患者，在危重型患者救治中可结合患者实际情况合理使用。

基础方剂：麻黄 9g、炙甘草 6g、杏仁 9g、生石膏 15～30g（先煎）、桂枝 9g、泽泻 9g、猪苓 9g、白术 9g、茯苓 15g、柴胡 16g、黄芩 6g、姜半夏 9g、生姜 9g、紫菀 9g、冬花 9g、射干 9g、细辛 6g、山药 12g、枳实 6g、陈皮 6g、藿香 9g。

服法：传统中药饮片，水煎服。每天一付，早晚各一次（饭后四十分钟），温服，三付一个疗程。

如有条件，每次服完药可加服大米汤半碗，舌干津液亏虚者可多服至一碗。（注：如患者不发热则生石膏的用量要小，发热或壮热可加大生石膏用量）。若症状好转而未痊愈则服用第二个疗程，若患者有特殊情况或其他基础病，第二疗程可以根据实际情况修改处方，症状消失则停药。

清肺排毒颗粒服法：开水冲服，一次 2 袋，一日

2 次。疗程 3～6 天。

2.2　轻型

（1）寒湿郁肺证

临床表现：发热，乏力，周身酸痛，咳嗽，咯痰，胸闷憋气，纳呆，恶心，呕吐，腹泻或大便粘腻不爽。舌质淡胖齿痕或淡红，苔白厚腻或腐腻，脉濡或滑。

推荐处方：寒湿疫方

基础方剂：生麻黄 6g、生石膏 15g、杏仁 9g、羌活 15g、葶苈子 15g、贯众 9g、地龙 15g、徐长卿 15g、藿香 15g、佩兰 9g、苍术 15g、云苓 45g、生白术 30g、焦三仙各 9g、厚朴 15g、焦槟榔 9g、煨草果 9g、生姜 15g。

服法：每日 1 剂，水煎 600ml，分 3 次服用，早中晚各 1 次，饭前服用。

寒湿疫方亦适用于普通型患者。

（2）湿热蕴肺证

临床表现：低热或不发热，微恶寒，乏力，头身困重，肌肉酸痛，干咳痰少，咽痛，口干不欲多饮，或伴有胸闷脘痞，无汗或汗出不畅，或见呕恶纳呆，便溏或大便粘滞不爽。舌淡红，苔白厚腻或薄黄，脉滑数或濡。

推荐处方：槟榔 10g、草果 10g、厚朴 10g、知母

10g、黄芩10g、柴胡10g、赤芍10g、连翘15g、青蒿10g（后下）、苍术10g、大青叶10g、生甘草5g。

服法：每日1剂，水煎400ml，分2次服用，早晚各1次。

推荐中成药：金花清感颗粒、连花清瘟胶囊（颗粒）

金花清感颗粒服法：开水冲服，一次1～2袋，一日3次。疗程5～7天。

连花清瘟颗粒服法：口服。一次1袋，一日3次。疗程7～10天。

连花清瘟胶囊服法：口服。一次4粒，一日3次。

针灸治疗推荐穴位：合谷、后溪、阴陵泉、太溪、肺俞、脾俞。针刺方法：每次选择3个穴位，针刺采用平补平泻法，得气为度，留针30分钟，每日一次。

2.3　普通型

（1）湿毒郁肺证

临床表现：发热，咳嗽痰少，或有黄痰，憋闷气促，腹胀，便秘不畅。舌质暗红，舌体胖，苔黄腻或黄燥，脉滑数或弦滑。

推荐处方：宣肺败毒方

基础方剂：麻黄6g、炒苦杏仁15g、生石膏30g、薏苡仁30g、麸炒苍术10g、广藿香15g、青蒿12g、虎杖20g、马鞭草30g、芦根30g、葶苈子15g、化橘红 15g、甘草 10g。

服法：每日 1 剂，水煎 400ml，分 2 次服用，早晚各 1 次。

推荐中成药：宣肺败毒颗粒

服法：开水冲服，一次 1 袋，每日 2 次。疗程 7～14天，或遵医嘱。

（2）寒湿阻肺证

临床表现：低热，身热不扬，或未热，干咳，少痰，倦怠乏力，胸闷，脘痞，或呕恶，便溏。舌质淡或淡红，苔白或白腻，脉濡。

推荐处方：苍术 15g、陈皮 10g、厚朴 10g、藿香 10g、草果 6g、生麻黄 6g、羌活 10g、生姜 10g、槟榔 10g。

服法：每日 1 剂，水煎 400ml，分 2 次服用，早晚各 1 次。

（3）疫毒夹燥证

临床表现：恶寒，发热，肌肉酸痛，流涕，干咳，咽痛，咽痒，口干、咽干，便秘，舌淡、少津，苔薄白或干，脉浮紧。

推荐处方：宣肺润燥解毒方

基础方剂：麻黄 6g、杏仁 10g、柴胡 12g、沙参 15g、麦冬 15g、玄参 15g、白芷 10g、羌活 15g、升麻

8g、桑叶 15g、黄芩 10g、桑白皮 15g、生石膏 20g。

服法：每日 1 剂，水煎 400ml，分 2 次服用，早晚各 1 次。

推荐中成药：金花清感颗粒、连花清瘟胶囊（颗粒）

金花清感颗粒服法：开水冲服，一次 1～2 袋，一日 3 次。疗程 5～7 天。

连花清瘟颗粒服法：口服。一次 1 袋，一日 3 次。疗程 7～10 天。

连花清瘟胶囊服法：口服。一次 4 粒，一日 3 次。

针灸治疗推荐穴位：内关、孔最、曲池、气海、阴陵泉、中脘。针刺方法：每次选择 3 个穴位，针刺采用平补平泻法，得气为度，留针 30 分钟，每日一次。

2.4　重型

（1）疫毒闭肺证

临床表现：发热面红，咳嗽，痰黄粘少，或痰中带血，喘憋气促，疲乏倦怠，口干苦粘，恶心不食，大便不畅，小便短赤。舌红，苔黄腻，脉滑数。

推荐处方：化湿败毒方

基础方剂：生麻黄 6g、杏仁 9g、生石膏 15g、甘草 3g、藿香 10g（后下）、厚朴 10g、苍术 15g、草果 10g、法半夏 9g、茯苓 15g、生大黄 5g（后下）、生黄芪 10g、葶苈子 10g、赤芍 10g。

服法：每日 1～2 剂，水煎服，每次 100ml～200ml，一日 2～4 次，口服或鼻饲。

推荐中成药：化湿败毒颗粒

服法：开水冲服，一次 2 袋，一日 2 次；或遵医嘱。

（2）气营两燔证

临床表现：大热烦渴，喘憋气促，谵语神昏，视物错瞀，或发斑疹，或吐血、衄血，或四肢抽搐。舌绛少苔或无苔，脉沉细数，或浮大而数。

推荐处方：生石膏 30～60g（先煎）、知母 30g、生地 30～60g、水牛角 30g（先煎）、赤芍 30g、玄参 30g、连翘 15g、丹皮 15g、黄连 6g、竹叶 12g、葶苈子 15g、生甘草 6g。

服法：每日 1 剂，水煎服，先煎石膏、水牛角后下诸药，每次 100ml～200ml，每日 2～4 次，口服或鼻饲。

推荐中成药：喜炎平注射液、血必净注射液、热毒宁注射液、痰热清注射液、醒脑静注射液。功效相近的药物根据个体情况可选择一种，也可根据临床症状联合使用两种。中药注射剂可与中药汤剂联合使用。

针灸治疗推荐穴位：大椎、肺俞、脾俞、太溪、列缺、太冲。针刺方法：每次选择3～5个穴位，背俞穴与肢体穴位相结合，针刺平补平泻，留针30分钟，每日一次。

### 2.5 危重型

内闭外脱证

临床表现：呼吸困难、动辄气喘或需要机械通气，伴神昏，烦躁，汗出肢冷，舌质紫暗，苔厚腻或燥，脉浮大无根。

推荐处方：人参15g、黑顺片10g（先煎）、山茱萸15g，送服苏合香丸或安宫牛黄丸。

出现机械通气伴腹胀便秘或大便不畅者，可用生大黄5～10g。出现人机不同步情况，在镇静和肌松剂使用的情况下，可用生大黄5～10g和芒硝5～10g。

推荐中成药：血必净注射液、热毒宁注射液、痰热清注射液、醒脑静注射液、参附注射液、生脉注射液、参麦注射液。功效相近的药物根据个体情况可选择一种，也可根据临床症状联合使用两种。中药注射剂可与中药汤剂联合使用。

注：重型和危重型中药注射剂推荐用法

中药注射剂的使用遵照药品说明书从小剂量开始、逐步辨证调整的原则，推荐用法如下：

病毒感染或合并轻度细菌感染：0.9%氯化钠注射

液250ml加喜炎平注射液100mg，一日2次，或0.9%氯化钠注射液250ml加热毒宁注射液20ml，或0.9%氯化钠注射液250ml加痰热清注射液40ml，一日2次。

高热伴意识障碍：0.9%氯化钠注射液250ml加醒脑静注射液20ml，一日2次。

全身炎症反应综合征或/和多脏器功能衰竭：0.9%氯化钠注射液250ml加血必净注射液100ml，一日2次。

免疫调节：葡萄糖注射液250ml加参麦注射液100ml或生脉注射液20～60ml，一日2次。

针灸治疗推荐穴位：太溪、膻中、关元、百会、足三里、素髎。针刺方法：选以上穴位，针刺平补平泻，留针30分钟，每日一次。

2.6 恢复期

(1) 肺脾气虚证

临床表现：气短，倦怠乏力，纳差呕恶，痞满，大便无力，便溏不爽。舌淡胖，苔白腻。

推荐处方：法半夏9g、陈皮10g、党参15g、炙黄芪30g、炒白术10g、茯苓15g、藿香10g、砂仁6g（后下）、甘草6g。

服法：每日1剂，水煎400ml，分2次服用，早晚各1次。

（2）气阴两虚证

临床表现：乏力，气短，口干，口渴，心悸，汗多，纳差，低热或不热，干咳少痰。舌干少津，脉细或虚无力。

推荐处方：南北沙参各10g、麦冬15g、西洋参6g，五味子6g、生石膏15g、淡竹叶10g、桑叶10g、芦根15g、丹参15g、生甘草6g。

服法：每日1剂，水煎400ml，分2次服用，早晚各1次。

针灸治疗推荐穴位：足三里（艾灸）、百会、太溪。针刺方法：选以上穴位，针刺平补平泻，留针30分钟，每日一次。隔物灸贴取穴：大椎、肺俞、脾俞、孔最、每次贴敷40分钟，每日一次。

3. 儿童中药治疗

儿童患者的中医证候特点、核心病机与成人基本一致，治疗参照成人中医治疗方案，结合儿童患者临床症候和小儿生理特点，辨证酌量使用。可选择儿童适用中成药辨证使用。

（十）早期康复

重视患者早期康复介入，针对新型冠状病毒肺炎患者呼吸功能、躯体功能以及心理障碍，积极开展康复训练和干预，尽最大可能恢复体能、体质和免疫能力。

## 十二、护理

根据患者病情，明确护理重点并做好基础护理。重症患者密切观察患者生命体征和意识状态，重点监测血氧饱和度。危重症患者 24 小时持续心电监测，每小时测量患者的心率、呼吸频率、血压、血氧饱和度（$SpO_2$），每 4 小时测量并记录体温。合理、正确使用静脉通路，并保持各类管路通畅，妥善固定。卧床患者定时变更体位，预防压力性损伤。按护理规范做好无创机械通气、有创机械通气、人工气道、俯卧位通气、镇静镇痛、ECMO 治疗的护理。特别注意患者口腔护理和液体出入量管理，有创机械通气患者防止误吸。清醒患者及时评估心理状况，做好心理护理。

## 十三、解除隔离管理、出院标准及解除隔离管理、出院后注意事项

### （一）解除隔离管理标准

轻型病例连续两次新型冠状病毒核酸检测 N 基因和 ORF 基因 Ct 值均≥35（荧光定量 PCR 方法，界限值为 40，采样时间至少间隔 24 小时），或连续两次新型冠状病毒核酸检测阴性（荧光定量 PCR 方法，界限

值低于35，采样时间至少间隔24小时），可解除隔离管理。

（二）出院标准

1. 体温恢复正常3天以上；

2. 呼吸道症状明显好转；

3. 肺部影像学显示急性渗出性病变明显改善；

4. 连续两次新型冠状病毒核酸检测N基因和ORF基因Ct值均≥35（荧光定量PCR方法，界限值为40，采样时间至少间隔24小时），或连续两次新型冠状病毒核酸检测阴性（荧光定量PCR方法，界限值低于35，采样时间至少间隔24小时）。

满足以上条件者可出院。

（三）解除隔离管理、出院后注意事项

解除隔离管理或出院后继续进行7天居家健康监测，佩戴口罩，有条件的居住在通风良好的单人房间，减少与家人的近距离密切接触，分餐饮食，做好手卫生，避免外出活动。

## 十四、转运原则

按照国务院应对新型冠状病毒肺炎疫情联防联控机制医疗救治组印发的《新型冠状病毒感染者转运工作方案（第二版）》执行。

## 十五、医疗机构内感染预防与控制

严格按照国家卫生健康委印发的《医疗机构内新型冠状病毒感染预防与控制技术指南（第三版）》的要求执行。

## 十六、预防

### （一）新型冠状病毒疫苗接种

接种新型冠状病毒疫苗可以减少新型冠状病毒感染和发病，是降低重症和死亡发生率的有效手段，符合接种条件者均应接种。符合加强免疫条件的接种对象，应及时进行加强免疫接种。

### （二）一般预防措施

保持良好的个人及环境卫生，均衡营养、适量运动、充足休息，避免过度疲劳。提高健康素养，养成“一米线”、勤洗手、戴口罩、公筷制等卫生习惯和生活方式，打喷嚏或咳嗽时应掩住口鼻。保持室内通风良好，科学做好个人防护，出现呼吸道症状时应及时到发热门诊就医。近期去过高风险地区或与新型冠状病毒感染者有接触史的，应主动进行新型冠状病毒核酸检测。

# 附录 4：

## 区域新型冠状病毒核酸检测组织实施指南（第三版）

知识链接

《区域新型冠状病毒核酸检测组织实施指南（第三版）》有关问题解答

为进一步指导各地做好新冠肺炎疫情防控工作，确保在规定时间内保质保量完成区域核酸检测任务，实现“早发现、早隔离、早诊断、早治疗”，结合前期实践，我们对《全员新型冠状病毒核酸检测组织实施指南（第二版）》进行修订，形成了《区域新型冠状病毒核酸检测组织实施指南（第三版）》。

### 一、总体要求

在精准快速的流调排查、社区管控基础上，科学研判疫情传播风险，划定区域核酸检测范围，制定具体工作方案，加强组织管理，优化采、送、检、报流程，进一步提升核酸检测质量和效率。新冠肺炎疫情发生后，所在的设区市，包括城区常住人口1000万以上的超大城市，应当在24小时内完成划定范围的区域核酸检测任务。需要时，可通过区域内协同支援予以保障；必要时，可申请全国支援。

## 二、组织管理

### （一）建立组织机制

设区市在当地联防联控机制下成立核酸检测工作组，由市委常委牵头，组织卫生健康、公安、民政、交通运输、财政、工业和信息化、生态环境、党委宣传部门等相关部门，多方联动，建立扁平化工作机制，出现疫情时紧急启用，以设区市为单位，统筹协调区域核酸检测工作，掌握辖区全面情况，避免将工作任务简单分割下派给县区。

### （二）制定工作方案

设区市在当地联防联控机制下制定具有可操作性的区域核酸检测工作方案，明确各有关部门的职责分工和负责人，理顺全链条工作流程，平急结合，适时开展预警式筛查演练。

（三）成立工作专班

1. 数据统计专班。主要负责统一归口管理区域核酸检测所产生的数据信息，建立清晰的信息流转流程，专人收集、专人统计、专人上报。核酸检测工作组向每一家承担区域核酸检测任务的检测机构派驻驻点联络人，建立起数据统计专班和检测机构之间的联系监督机制，实时掌握每一家机构检测进度，随时解决遇到的问题，督促检测结果及时上传等。

2. 采检匹配专班。主要负责根据核酸检测工作方案制定采检匹配计划，加强采检匹配的动态指挥和调整。需精确掌握全市可用于调动的核酸检测能力和各街道（乡镇）、社区、小区的人口底数，在区域核酸检测过程中，实时掌握采、送、检进度，避免检测机构忙闲不均或样本积压。

3. 样本转运专班。主要负责科学测算运力需求，合理部署转运力量，与采检匹配专班密切配合，动态调整样本转运方案，保证各检测机构以最快速度进入饱和工作状态。运力的安排部署要根据核酸采样点的数量、距离、转运车运载量、转运所需时间等进行优化。

4. 阳性结果处置专班。主要负责统筹管理涉疫城市所有核酸检测阳性结果的处置工作（包括单采阳性和混采阳性），迅速协调完成信息流转、混采阳性的单采复核、单采阳性人员的转运工作。专班由120转运、公安、疾控和应急采样小分队组成。

5. 物资保障专班。主要负责区域核酸检测工作所需的各类物资估算、储备和供应保障，包括检测物资、防护物资、转运物资、消杀物资和必要的生活物资等，并建立有效的调用机制，就近就便管理。其中，采样所需的耗材根据当地人口进行属地储备，市县统一调度。

6. 质量控制专班。主要负责区域核酸检测的质量控制，成立核酸采样督导组、核酸检测督导组，对采样人员操作、个人防护、实验室检测质控以及采样点和实验室内的交叉感染防控进行监督督导。通过加强质量控制，最大限度减少假阴性或假阳性，杜绝出具虚假核酸检测报告的现象。

7. 医废处置专班。主要负责核酸检测各环节产生的医疗废物收集、暂存、转运、处置等管理，根据医疗废物产生量的增减变化，及时调整清运频次，对医疗废物进行集中处置。

8. 信息化保障专班。负责核酸检测信息系统的运行、监测，及时处理信息系统故障，保障系统安全运行，避免出现宕机或系统崩溃等问题；做好核酸检测期间的通信保障工作。

9. 综合管理专班。主要负责撰写区域核酸检测工作方案、核酸检测分析报告，以及核酸检测工作组内各工作专班的综合协调保障工作。

各地可结合实际，根据开展工作所需的组织动员、样本采集、标本检测、秩序维护、生物安全、监督检查、新闻宣传等，对上述 9 个专班进行增设或合并，但须做到职责清晰、落实到人，不出现责任空白。

**三、工作内容**

（一）摸清人口底数

各设区市落实“四方责任”，建立工作台账，通过网格化管理、拉网式排查，摸清辖区内街道（乡镇）、社区、小区实际管理人口底数。

（二）测算采样检测能力

各设区市不区分人口规模，均按照 24 小时内完成全市核酸检测的目标匹配采样和检测力量。其中，原则上，全部采样任务应当在 6 小时内完成；确有困难的，可在 12 小时内完成。按照每个采样台（2 个采样人员）每小时采集 120 人的标准测算采样人员数量，测算公式为：核酸采样人员数（单位：人）＝人口数÷360；采用 10 合 1 混采检测技术的，检测能力测算公式为：核酸检测力量（单位：管/日）＝人口数÷10×2；采用20合1混采检测技术的，检测能力测算公式为：核酸检测力量（单位：管/日）＝人口数÷20×2。

（三）细化采样方案

1. 采样点设置。一是科学规划采样点。各设区市应当综合人口数量、地理交通、核酸检测机构分布等情况，科学规划采样点布局。按每日6小时的采样时间计算，可参考2000～3000人设置一个采样点，600～800人设置一个采样台，每个采样点需4～5个采样台（各地可按照社区、街道、乡镇、农村、城郊实际人口数量统筹设定），原则上以小区为单位设置采样点。二是科学选择采样点。采样点应当选择空旷、通风良好、相对独立的场地，可选具备通风条件、独立空间的体育馆、展览馆、学校操场等场地。自然条件允许时鼓励设置室外采样点。三是科学布置采样点。采样点内部划分等候区、采样区、缓冲区、临时隔离区、医疗废物暂存区，有效分散待检测人员密度。设置防护服穿脱区，配备手卫生设施、穿衣镜或防护装置。采样点需设立清晰的指引标识，保证人员单向流动，并明确采样流程和注意事项。60岁以上老年人、孕妇、残障等群体应设置绿色通道独立采样。应设置健康码“黄码”人员专用核酸检测采样点（采样通道），避免因人员交叉造成感染。四是迅速建设采样点。要求采样点在2～4小时内完成规范建设和启用，在固定采样点的基础上，采取网格化管理模式，以小区采样为主，通过进学校、进企业、进单位等形式细化完善布局，方便群众采样、提高采样效率。

2. 采样组织。在网格化管理基础上，加强核酸采样的组织动员，明确负责组织动员工作的部门和人员，规范组织动员工作流程。以居民小区楼宇、自然村组、学校、机关事业单位、企业、公司、市场、宾馆等为最小单元，做到不缺户、不漏人。核酸采样现场加强精细化组织管理，在由工作人员、志愿者维护工作秩序的同时，鼓励通过采用座椅、金属网格线等物理手段，严格落实“1米线”间隔要求。通过提前分时段预约、通知及采样等，减少人员在短时间内聚集，力争群众排队时间不超过20分钟，避免交叉感染。

3. 采样方式。根据目标人群已采取的管控措施确定采样方式。集中隔离点及其他重点人群实行单采单检；封控区人群实行单采单检或1户1管；管控区可实行10合1混采；防范区和其他区域可实行20合1混采。单采单检对象在多轮检测均未检出阳性的情况下，可视情实行10合1混采。

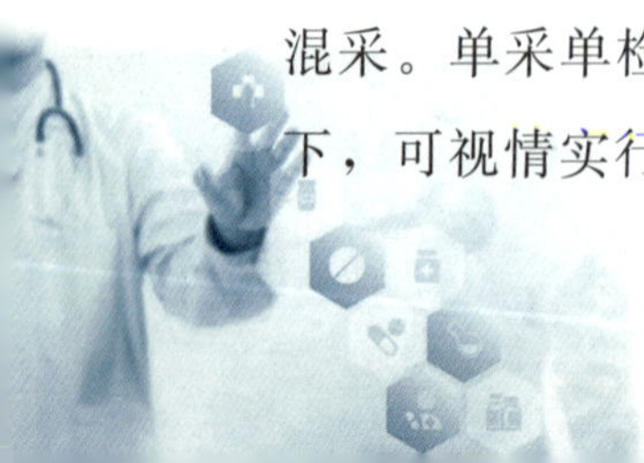

（四）落实采样力量

提前准备采样医务人员和信息录入人员，并开展相关培训。在合理评估工作量的基础上，配备人员，按每个采样台应配备2名采样人员（须为医务人员，考虑换班）、1名信息录入人员，每个采样台每小时采集120人样本计算。采样医务人员应熟练掌握鼻咽和口咽拭子的采集方法，并进行严格的个人防护和感染控制培训。信息录入人员应熟练掌握核酸检测信息系统操作流程，并进行相关的感染控制培训。

（五）样本保存与转运

检测样本应当低温（2～8℃）保存。在启动区域核酸采样1个小时后，应将首批样本转运至检测机构，使检测机构开始运行。后续样本可每半小时至2小时收集转运一次，保证采集后3小时送达实验室。优先转运封控区、管控区的样本，保证不超过2小时转运一次；边远乡村、山区、牧区视具体情况，合理确定转运时间及频次。可参考每次送样数量约为检测机构单日检测能力的10%，以便有序进行检测。

样本转运专班根据实际需求，估算转运所需的专用车辆、人员和转运箱数量，做好车辆、人员和转运箱等物资的储备和调用。同时，要向卫生健康行政部门备案承担区域核酸检测转运任务的车辆情况。承担转运任务期间，不得将车辆用于其他用途，做好转运时的生物安全防护。非灭活样本运输需依法经省级以上卫生健康行政部门批准。公安、交通运输等部门根据实际需要，做好运输保障工作。

做好核酸样本转运过程中的人员防护和物品消杀工作。非灭活样本按照世界卫生组织《感染性物质运输规章指导》中 UN2814 的 A 类感染性物质以 PI602 进行规范包装，灭活样本按照 UN3373 的 B 类感染性物质以 PI650 进行规范包装。样本转运箱封闭前，须使用 75％酒精或 0.2％含氯消毒剂消毒容器表面。

（六）加强信息化支撑

1. 建立核酸检测信息系统。各省份统筹设区市区域核酸检测信息系统建设。信息系统要实现相关信息的快速、准确录入，包括受检者信息（姓名、证件类型、证件号码、居住地址、联系电话）和采样信息（采样点名称、所在区县、样本编号，样本采集的日期、时间、采集部位、类型、数量），迅速反馈疑似阳性样本的受检者信息。实现核酸检测采、送、检、报信息的快速准确和实时监测，做到核酸检测工作的全流程管理。信息系统能够支持多角色、多用户、高并发运行，并具备实时汇总统计采、送、检各类信息的功能。上线使用前，须按照每 10 分钟完成实际管理人口数10%的人群采样的标准，提前进行压力测试，确保信息系统稳定性。

2. 做好采、送、检匹配。启动区域核酸检测前应提前做好采、送、检匹配，并进行动态调度。一是根据已设置采样点的采样能力、各检测机构的实际检测能力，提前做好划片送样的匹配。二是根据核酸检测机构的实验节奏，分批次送样，动态调度，做到“不空机、不积样”，充分利用好各检测机构的检测能力。

3. 核酸结果反馈。各设区市要及时反馈核酸检测结果，做到采、送、检各环节信息准确，及时向公众提供检测结果查询方法和途径，提前做好查询服务系统压力测试，保证群众采样后24小时内能够查询到结果。

（七）保障物资供应

按照“宁可备而不用、不可用而无备”的原则，启动区域核酸检测工作前，要提前做好物资保障工作。保证检测所需采样管（单管、10合1、20合1等，建议使用灭活型采样管）、咽拭子（鼻咽、口咽）、检测试剂、医用耗材、防护用品、消杀用品等物资充足供应，且质量优良、型号规格适宜，办公用品、必要的生活用品等物资充足供应。采样点的物资储备要充分考虑雨雪、低温、高热、台风等特殊天气的因素，根据采样点的布局进行清单式、台账式的储备管理。

## 四、科学确定检测策略

设区市联防联控机制要根据流调溯源、密接人员推送等情况，研判疫情传播趋势，第一时间科学划定风险地区和区域核酸检测范围并动态调整。原则上，疫情发生后的前 3 日，每日开展 1 轮区域核酸检测，摸清社会面潜在风险；之后根据流调溯源情况、社区封控范围、核酸筛查结果等综合研判，确定后续的筛查范围和频次。

若社会面风险未得到控制、风险点位不清，则继续每日开展 1 轮区域核酸检测。当社会面风险得到控制、风险点位基本摸清时，可根据病例分布情况，针对有关街道、社区、小区划分重点区域，对重点区域每日一检，非重点区域可视情况隔日一检或 3 日一检，并按要求在规定的时间内出具检测结果。逐步缩小核酸筛查范围，提高筛查精度，科学精准筛查。

各地可结合新冠病毒抗原检测有关要求，推进“抗原筛查、核酸诊断”的监测模式，增加抗原检测作为区域核酸检测的补充手段，研究细化实施方案后组织实施。

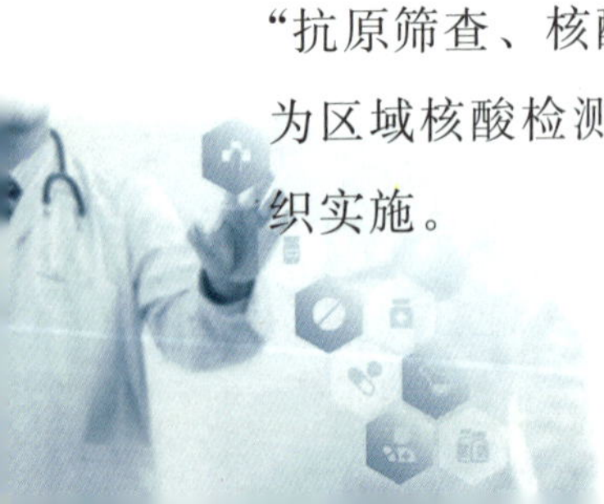

## 五、规范阳性样本处置流程

### （一）单采检测阳性处置流程

单采样本检测结果阳性时，检测机构应当立即上报核酸检测工作组数据统计专班，数据统计专班立即通知阳性结果处置专班，由其开展以下五项工作：一是通知120负压救护车进行阳性感染者转运；二是通知集中隔离管理设施准备接收该阳性感染者；三是通知阳性感染者所在社区（小区）找到并控制该阳性感染者；四是通知公安机关协助进行阳性感染者转运，并开展该阳性感染者轨迹排查；五是通知疾控部门开展后续的流调溯源、密接排查和社区封控等工作。上述部门通知不分先后。

### （二）混采检测阳性处置流程

各市成立应急采样小分队，24小时在岗待命，做好随时出发的各项准备。混采检测阳性时，检测机构应当立即上报核酸检测工作组，工作组同时通知应急采样小分队、混管样本所在社区（小区）和公安机关，立即原地隔离所涉人员并进行单采复核。混采阳性单采复核要求鼻咽、口咽双采单检。单采复核样本采取首检负责制，送至原实验室进行检测，如单采复核结果阳性，参照单采检测阳性处置流程处理。混采检测阳性处置工作应在 6 小时内完成（详见下图）。

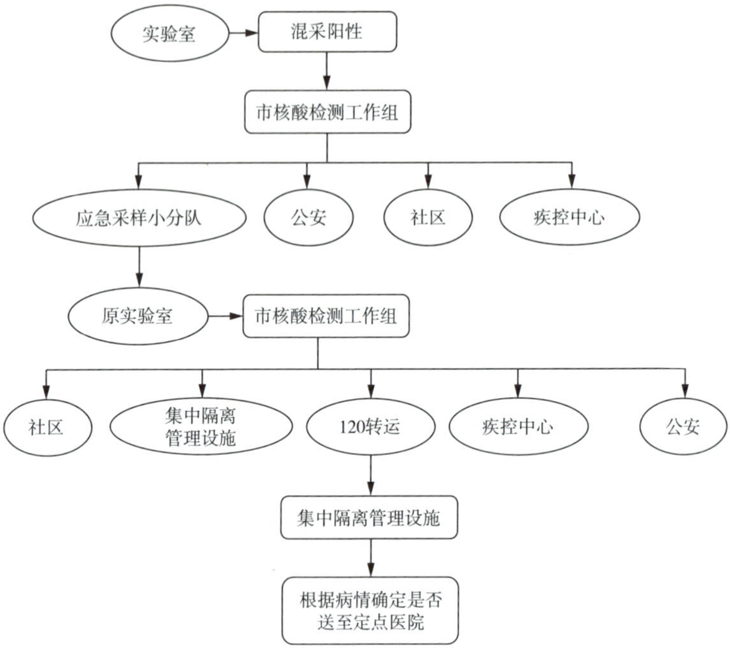


图　混采检测阳性处置流程图

## 六、加强核酸检测质量控制

### （一）加强采样质控

核酸采样督导组采用分片包干的形式巡回指导各采样点，规范采样操作、个人防护和交叉感染防控等相关工作，指导各采样点做好现场秩序维护，加强已采集样本的保存管理，确保采样工作高质高效。

（二）加强检测质控

核酸检测督导组建立蹲点督导机制，组织临床检验专家对各检测机构进行点对点蹲点督导。实验室性能验证、室内质控、室间质评等按照《医疗机构新型冠状病毒核酸检测工作手册（试行第二版）》相关要求执行，保障检测质量。首次采用20合1混采检测的地方，要按照《新冠病毒核酸20合1混采检测技术规范》，加强培训和组织实施。严格落实实验室准入和人员准入要求，制定实验室标准化流程，严防实验室污染和实验室内交叉感染。

## 七、规范人员等相关管理

（一）规范人员及实验室生物安全管理

各地应按照《生物安全法》《病原微生物实验室生物安全管理条例》《新型冠状病毒实验室生物安全指南（第二版）》等规定，按要求进行实验室备案，加强实验室生物安全管理，防范生物安全事件发生。加强医务人员及其他非医务人员的感染控制培训、区域核酸检测信息系统应用培训。采样人员、实验室检测人员防护要求按照《医疗机构新型冠状病毒核酸检测工作手册（试行第二版）》执行。当地要做好统筹协调，加强对参与核酸采样、检测人员的关心关爱，做好后勤保障工作。

（二）加强医疗废物处理

各地应规范医疗废物管理，做好医疗废物收集、包装、无害化处理、暂存、交接和转运等工作，使用双层包装袋盛装医疗废物，有效封口，确保封口严密，确保医疗废物包装无破损、无渗漏。医废处置专班要及时协调具有相应资质的医疗废物处置单位，处置转运采样点和核酸检测机构的医疗废物。核酸采样点产生的医疗废物要当日清运；核酸检测机构产生的医疗废物在暂存条件允许时，暂存时间不得超过 2 天，医疗废物产生量激增无法安全暂存时，要当日清运。核酸检测机构应根据暂存场所、医疗废物贮存情况，与收运单位预约清运时间，清运应避免大风、雷雨天气。收运单位要优化运输车辆调度，合理安排收运路线，做好医疗废物清运保障。

# 参考资料

1. 国家卫生健康委办公厅．新型冠状病毒肺炎防控方案（试行第八版）［A/OL］．（2021－05－14）. http：//www. nhc. gov. cn/xcs/zhengcwj/202105/6f1e8ec6c4a540d99fafef52fc86d0f8. shtml.

2. 国家卫生健康委办公厅，医政医管局．新型冠状病毒肺炎诊疗方案（试行第九版）［A/OL］．（2022－03－15）．http：//www. nhc. gov. cn/yzygj/s7653p/202203/b74ade1ba4494583805a3d2e40093d88. shtml.

3. 国家卫生健康委办公厅，医政医管局．区域新型冠状病毒核酸检测组织实施指南（第三版）［A/OL］．（2022－03－22）．http：//www. nhc. gov. cn/yzygj/s7659/202203/b5aaa96dfe1b4f14b19bf2f888a10673. shtml.

4. 科普：新型冠状病毒问与答．新华网［2020－01－29］．http：//www. xinhuanet. com/politics/2020－01/29/c _ 1125510159. htm.

5. 中国疾病预防控制中心网站，知识天地．

6. 许明星，郑蕊，饶俪琳，等．妥善应对现于新冠肺炎疫情中“心理台风眼效应”的建议［J］.2020，35（3）：273－280.

7. 胡雯婷，戴红．基于病证结合角度探析新型冠状病毒肺炎的中西医结合诊疗模式［J］．中医学报，2020，35（3）：501－503.

8. 昌敬惠，袁愈新，王冬．新型冠状病毒肺炎疫情下大学生心理健康状况及影响因素分析［J］．南方医科大学学报，2020，40（2）：171－176.

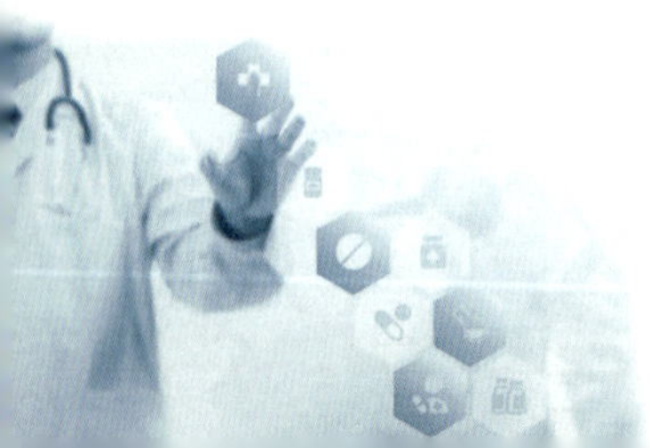